Fehldiagnosen und Patientensicherheit

Wilhelm Kirch (Hrsg.)

Fehldiagnosen und Patientensicherheit

Mit 49 Abbildungen und 10 Tabellen

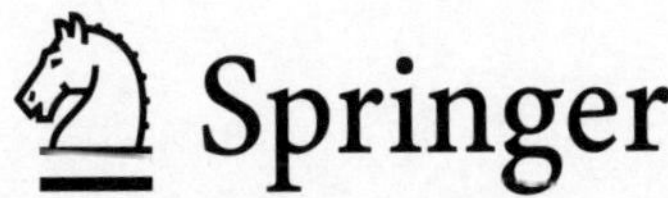

Kirch, W., Prof. Dr. Dr.

Institut für Klinische Pharmakologie
Medizinische Fakultät
Technische Universität Dresden
Fiedlerstraße 27
D-01307 Dresden

ISBN 3-540-23739-9 Springer Berlin Heidelberg New York

Bibliografische Information Der Deutschen Bibliothek

Die Deutsche Bibliothek verzeichnet diese Publikation in der Deutschen National-
bibliografie; detaillierte bibliografische Daten sind im Internet über *http://dnb.ddb.de*
abrufbar.

Springer ist ein Unternehmen von Springer Science+Business Media

springer.de

© Springer-Verlag Berlin Heidelberg 2005

Planung: Thomas Mager, Heidelberg
Redaktion: Sylvia Blago, Heidelberg
Herstellung: Frank Krabbes, Heidelberg
Umschlaggestaltung: deblik, Berlin
Satz und Layout: Andrea Foth, Leipzig

SPIN: 11320043   14/3109 fk - 5 4 3 2 1 0 - Gedruckt auf säurefreiem Papier

Cuiusvis hominis est errare,
nullius nisi insippientis in errore perservare

Cicero, Philippica XII, 2.5

Vorwort

Im April 2004 hatte ich zusammen mit Herrn Prof. Fehm aus Lübeck auf dem Deutschen Internistenkongress in Wiesbaden ein Klinisches Forum mit dem Titel „Fehldiagnosen in der Inneren Medizin" zu moderieren. Nach einem Einführungsreferat zur Definition und Häufigkeit von Fehldiagnosen wurden von insgesamt sieben Rednern Fehldiagnosen aus verschiedenen Bereichen des Faches wie der Kardioangiologie, Gastroenterologie, Hämatoonkologie, Endokrinologie, Nephrologie, aber auch zu Irrtümern im Rahmen der Arzneitherapie in exemplarischer Form dargestellt. Die Veranstaltung war überaus gut besucht und wurde in ihrer Attraktivität durch die aktive Beteiligung des Auditoriums mittels des TED-Systems unterstützt. Dabei wurden die Zuhörer nach Schilderung verschiedener diagnostischer Etappen des jeweiligen Falles um ihre Meinung bzw. ihren diagnostischen Tipp gebeten. Schon in der Pause und anschließend nach der Veranstaltung kamen eine Reihe von interessierten Kollegen zu mir und fragten, ob man die Beiträge dieses Klinischen Forums nicht in einer Publikation zusammenfassen könne. Das vorliegende Büchlein trägt diesem Ansinnen Rechnung, wobei – wie das immer bei solchen Vorhaben der Fall ist – nicht alle Referate in Manuskriptform übergeben werden konnten. Allerdings konnte ich das Buch durch zwei zur Materie passende Beiträge „Können Leitlinien Fehldiagnosen vermeiden helfen?" und „Qualitätsmanagement, Patientensicherheit, Risikomanagement" ergänzen, die eine übergreifende Sichtweise zur Thematik im Hinblick auf diagnostisches Qualitätsmanagement, Leitlinien und Risikomanagement für Patienten präsentieren.

Letztmals wurde 1989 auf dem Deutschen Internistenkongress ein Symposium zu **Fehldiagnosen** unter Vorsitz von Herrn Prof. N. Zöllner anberaumt, an dem ich selbst als Referent zum Thema „Fehldiagnosen bei Fieber" beteiligt war und das ebenfalls enorm großes Interesse fand. Wohlgemerkt: Diskussionsforen zu diagnostischen Abläufen und dabei auftretenden Irrtümern werden im Rahmen des Internistenkongresses in regelmäßigen Abständen in entsprechenden Workshops angeboten. Bei der **Fehldiagnose** jedoch handelt es sich definitionsgemäß um die inkorrekte Bezeichnung bzw. Annahme einer Erkrankung, die konsekutiv mit einer falschen Therapie und verschlechterten Prognose des Patienten einhergeht. Diese Definition unterscheidet die Fehldiagnose von Begriffen wie Arbeitsdiagnose, Differentialdiagnose, diagnostischem Irrtum, falsch positive oder falsch negative Diagnose, bei denen Behandlung und Prognose der Patienten nicht betroffen sind.

Bei der Literaturrecherche zum Thema Fehldiagnose findet man im internationalen Schrifttum erstaunlich wenige Untersuchungen und Analysen. Diese kommen meist zu demselben Ergebnis – nämlich dem, dass in den letzten Jahren und Jahrzehnten die Fehldiagnosenrate trotz der außerordentlichen Fortschritte in unseren diagnostischen Möglichkeiten nicht rückläufig war. Nach dem zweiten Weltkrieg wurden zudem nur einige wenige Buchpublikationen zur Thematik veröffentlicht. Diese wurden von Allgemeinärzten (K. H. Schrömbens „Fehldiagnosen in der Praxis", Hippokrates, 1987), von Internisten (M. Bürger „Klinische Fehldiagnosen", Thieme, 1953; W. Kirch „Fehldiagnosen in der Inneren Medizin", Fischer, 1992) oder Pathologen (H. J. Mallach, G. Schlenker, A. Weiser „Ärztliche Kunstfehler", Fischer, 1993; B. Madea, U. J. Winter, M. Schwonzen, D. Radermacher „Innere Medizin und Recht, Blackwell, 1996) herausgegeben.

Das vorliegende Büchlein soll erneut auf das Thema **Fehldiagnose** aufmerksam machen und dieses unter dem Aspekt des immensen Fortschritts unseres diagnostischen Instrumentariums akzentuieren.

Letztlich soll es zum Qualitätsmanagement in der Medizin und zum Risikomanagement der Patienten beitragen.

Wilhelm Kirch   *Dresden, Dezember 2004*

Inhalt

Autorenverzeichnis

Engwicht, A., Dr.
Oberlausitzklinik Bautzen
Chirurgie 15
Flinzstraße 1
D-02625 Bautzen

Hellner, G.
Klinik für Innere Medizin I
Küchwald
Klinikum Chemnitz gGmbH
PF 9 48
D-09009 Chemnitz

Hinrichsen, H., Dr.
I. Medizinische Klinik, Klinik für
Allgemeine Innere Medizin
Christian-Albrechts-Universität
zu Kiel
Schittenhelmstraße 12
D-24105 Kiel

Jongen, J.
Proktologische
Gemeinschaftspraxis
Beselerallee 67
24105 Kiel

Kirch, W., Prof. Dr. Dr.
Institut für Klinische Pharmakologie
Medizinische Fakultät
Technische Universität Dresden
Fiedlerstraße 27
D-01307 Dresden

Langeloh, L.
I. Medizinische Klinik, Klinik für
Allgemeine Innere Medizin
Christian-Albrechts-Universität
zu Kiel
Schittenhelmstraße 12
D-24105 Kiel

Müller, A.
Klinik für Innere Medizin I Küchwald
Klinikum Chemnitz gGmbH
PF 9 48
D-09009 Chemnitz

Schrappe, M., Prof. Dr.
Klinikum der Philipps-Universität
Marburg/Lahn
Baldingerstraße
D-35043 Marburg

Schütte, U., Dr.
Forschungsverbund Public Health
Sachsen und Sachsen-Anhalt e.V.
Medizinische Fakultät
Technische Universität Dresden
Fiedlerstraße 33
D-01307 Dresden

Schweizer, J., Prof. Dr.
Klinik für Innere Medizin I
Küchwald
Klinikum Chemnitz gGmbH
PF 9 48
D-09009 Chemnitz

Siepmann, M., PD Dr.
Institut für Klinische Pharmakologie
Medizinische Fakultät
Technische Universität Dresden
Fiedlerstraße 27
D-01307 Dresden

Volkmar, W.
Klinik für Innere Medizin I
Küchwald
Klinikum Chemnitz gGmbH
PF 9 48
D-09009 Chemnitz

Walter, M., Prof. Dr.
Forschungsverbund Public Health
Sachsen und Sachsen-Anhalt e.V.
Medizinische Fakultät
Technische Universität Dresden
Fiedlerstraße 33
D-01307 Dresden

1

Definition und Häufigkeit der Fehldiagnose

Definition and Prevalence of Misdiagnosis

W. Kirch · A. Engwicht · Dresden

Schlüsselwörter   Fehldiagnose, Definition, Ursachen, Häufigkeit

Keywords   *Misdiagnosis, Definition, Causes, Prevalence*

Korrespondenzadresse/   Prof. Dr. Dr. Wilhelm Kirch
Address of Correspondence   Institut für Klinische Pharmakologie
Medizinische Fakultät
Carl Gustav Carus
Technische Universität Dresden
Fiedlerstraße 27
D-01307 Dresden
Deutschland

Zusammenfassung

Üblicherweise existieren in der Literatur folgende Definitionen zum Diagnosebegriff:

Fehldiagnose: unrichtige Diagnosestellung bei abgeschlossenem, diagnostischen Entscheidungsprozess, daraus resultierend falsche Behandlung und verschlechterte Prognose des Patienten. Diese klare Definition unterscheidet die Fehldiagnose von Begriffen wie der *Arbeitsdiagnose:* bewusst vorläufige Diagnosestellung, Absicherung durch Verlaufs- und Zusatzuntersuchungen erforderlich oder der *Differentialdiagnose:* verschiedene in Betracht zu ziehende Erkrankungen, bewusst jedoch keine definitive diagnostische Entscheidung. Darüber hinaus ist die Fehldiagnose abzugrenzen von der *falschen Diagnose* (false positive diagnosis), bei der klinisch eine Diagnose gestellt wurde, die sich pathologisch-anatomisch nicht bestätigte, ohne dass dies für die Prognose des Patienten bedeutsam ist und dem Begriff der *nicht gestellten Diagnose* (false negative diagnosis), bei der es sich um klinisch unerkannte, für die Prognose des Patienten irrelevante Befunde und Erkrankungen handelt, die pathologisch-anatomisch nachgewiesen wurden.

Trotz enormer Fortschritte in den diagnostischen Möglichkeiten – insbesondere im apparativ-technischen Bereich – sprechen die wenigen Analysen, die es im Schrifttum der letzten Jahre und Jahrzehnte zum Thema Fehldiagnosen gibt, mit einer Ausnahme dafür, dass die Fehldiagnosenhäufigkeit in Großkrankenhäusern und Universitätskliniken Mitteleuropas und Nordamerikas unverändert bei etwa 10 % liegt. Lediglich eine im Jahre 2000 veröffentlichte Untersuchung aus dem Züricher Universitätsklinikum geht von einem Rückgang der Fehldiagnosenrate aus (Sonderegger-Iseli, 2000 [89]), wobei sich die Definition der Fehldiagnose in dieser Arbeit von der o.g. unterschied. Die am häufigsten beobachteten Fehldiagnosen sind Lungenembolien, Myokardinfarkte, Malignome und Infektionen, insbesondere Pneumonien. Die wichtigsten Ursachen von Fehldiagnosen dürften die Vernachlässigung der klassischen klinischen Untersuchungsmethoden, die inadäquate

Gewichtung und Fehlinterpretation von Befunden apparativ-technischer Diagnoseverfahren und der erhebliche Rückgang der Obduktionsfrequenz in unseren Krankenhäusern sein (Verlust des „errando discimus"). Aus dem Letztgenannten ergeben sich Empfehlungen zur Vermeidung von Fehldiagnosen; in diesem Zusammenhang ist insbesondere die Bedeutung der sorgfältigen Anamneseerhebung sowie der körperlichen Untersuchung zu nennen, denen nach wie vor der höchste Stellenwert im Hinblick auf die definitive Diagnosefindung beigemessen wird.

Abstract

It is useful and necessary to define misdiagnosis and distinguish it from other terms such as "differential diagnosis", "provisional diagnosis", and "working diagnosis" – though it is not without problems. Misdiagnosis occurs when a disease that does not exist is assumed to be present and when the failure to recognize the true existing disease leads to a worsened patient prognosis. A possible iatrogenic consequence of this incorrect diagnosis is either the omission of treatment or the initiation of incorrect therapy which may delay or even prevent the patient's recovery.

The fast-moving progress in medical technology causes one to ask if the progress is not only in our diagnostic abilities but also in our diagnostic precision. In fact, despite the increased scope and improved quality of diagnostic technology, the frequency of misdiagnosis has not decreased appreciably: its incidence appears to be unchanged in the range of 10 % among autopsied patients. When all erroneous diagnoses are pooled, the diseases most frequently over-looked are pulmonary emboli, myocardial infarctions, neoplasms, and infections.

Overestimating the significance of morphologic, histologic, and laboratory findings and underestimating the classical clinical methods, such as the medical history and physical examination may be responsible for the still considerable rate of misdiagnoses. The increased life expectancy in industrial countries and the resulting higher proportion of older patients with multiple diseases or atypical cases also may contribute to the unchanged rate of diagnostic errors. In addition, with the steady decline in the autopsy rate, we lose an independent and objective evaluation of the quality of medical care, which might contribute to the unchanged misdiagnosis rate. Finally, it is human to make errors, and our diagnostic skills are bound to fail us at times. But, the discovery and appraisal of our own shortcomings can indeed result in more accurate diagnostic evaluation and should ultimately help to reduce the rate of misdiagnosis.

1.1 Definition

Es ist notwendig, den Begriff Fehldiagnose eindeutig zu definieren und ihn klar von den Termini Differentialdiagnose, Arbeitsdiagnose, falsche Diagnose und nicht-gestellte Diagnose abzugrenzen.

Man spricht von einer **Fehldiagnose,** wenn nach Abschluss des diagnostischen Entscheidungsprozesses von Seiten des Klinikers eine tatsächlich nicht bestehende Erkrankung als vorliegend angenommen wird und wenn das Nichterkennen der wirklich vorhandenen Krankheit zur Einleitung einer falschen Therapie führt und konsekutiv die Prognose des betroffenen Patienten verschlechtert wird (Gross [35], Zöllner [100], Kirch [51, 52, 53], Kirch & Schafii [54]). Die **Differentialdiagnose** hingegen beinhaltet verschiedene, aufgrund auftretender Symptome und bestimmter Untersuchungsbefunde, in Betracht zuziehende Erkrankungen. Bei der **Arbeitsdiagnose** ist sich der behandelnde Arzt der Vorläufigkeit der vermuteten Diagnose und der initiierten therapeutischen Maßnahmen bewusst und ist bestrebt, durch zusätzliche Untersuchungen und die Verlaufsbeobachtung des Patienten, die diagnostische Hypothese zu bestätigen oder gegebenenfalls zu verwerfen.

Darüber hinaus handelt es sich um eine **falsche** bzw. **falsch positive Diagnose,** wenn am Ende des gesamten diagnostischen Prozesses einschließlich eventueller Behandlungsversuche eine Erkrankung klinisch fälschlicherweise angenommen wird, diese aber bei der pathologisch-anatomischen Obduktion nicht bestätigt werden kann, wobei die Annahme der falschen Diagnose nicht zu einer Verschlechterung der Prognose des Patienten führt. Von einer **nicht-gestellten** bzw. **falsch negativen Diagnose** spricht man, wenn eine tatsächlich bestehende Erkrankung, die pathologisch-anatonomisch gesichert werden kann, klinisch nicht erkannt wurde und das Nichterkennen der Erkrankung und damit das Ausbleiben der adäquaten Therapie die Prognose des Patienten nicht beeinflusst hat.

◘ Tab. 1.1

Fehldiagnose	unrichtige Bezeichnung einer Erkrankung und daraus resultierende falsche Therapie; verschlechterte Prognose für den betroffenen Patienten
Differentialdiagnose	verschiedene in Betracht zu ziehende Erkrankungen aufgrund bestimmter Symptome und Befunde; bislang keine definitive diagnostische Entscheidung
Arbeitsdiagnose	bewusst vorläufige Diagnosestellung und eventuell Therapieeinleitung; Absicherung oder Ausschluss der Diagnose durch Verlauf und Zusatzuntersuchungen
falsche Diagnose	klinisch unrichtige Bezeichnung einer pathologisch-anatomisch gesicherten Erkrankung; für die Prognose des Patienten nicht bedeutsam
nicht-gestellt Diagnose	klinisch unerkannte Erkrankung eines pathologisch-anatomisch gesicherten Befundes: für die Prognose des Patienten nicht relevant

1.2   Literaturübersicht

Dem Arzt steht heute eine Vielzahl apparativer und technischer Verfahren für die Diagnosestellung zur Verfügung. Validität und Treffsicherheit der verschiedenen diagnostischen Methoden sind seit langem Gegenstand der Diskussion und die Fehldiagnosenhäufigkeit dürfte in diesem Zusammenhang hinweisenden Charakter haben.

Die Zuverlässigkeit klinischer Diagnosen wurde in der Vergangenheit nur selten analysiert, wobei sich die Definitionen der Fehldiagnose bzw. diagnostischer Irrtümer in den publizierten Arbeiten erheblich unterscheiden. Oftmals sind die Begriffe Fehldiagnose, falsche Diagnose und nicht-gestellte Diagnose nicht unterschieden oder von ihrer Definition her nicht vergleichbar. Insbesondere in den Arbeiten, in denen die Rate der Fehldiagnosen sehr hoch ist, wurden die von uns als falsche bzw. nicht-gestellte Diagnose bezeichneten Erkrankungen auch als Fehldiagnosen eingestuft (Karsner et al. [49], Gruver & Freis [37]. Es existieren aber nur wenige Publikationen, in denen der Begriff der Fehldiagnose eindeutig von den anderen oben genannten Termini abgegrenzt ist. Das heißt, man spricht nur dann von einer Fehldiagnose, wenn das Grundleiden oder die zum Tode führende Krankheit des Patienten falsch bezeichnet wurde, sich daraus eine falsche Therapie ergab und dadurch die Prognose des Patienten eindeutig verschlechtert wurde (Munck [69], James et al. [46], Schulz & Schaarschmidt [83], Drexler et al. [27]).

Goldman et al. [34] veröffentlichten 1983 eine Arbeit, in der sie jeweils 100 nach Zufallskriterien ausgewählte Autopsiefälle der Jahre 1960, 1970 und 1980 an der Harvard Medical School in Boston auf das Vorliegen von Fehldiagnosen, falschen und nicht-gestellten Diagnosen, sowie die angewandten diagnostischen Verfahren analysierten. Sie kamen zu dem Ergebnis, dass die Rate der Fehldiagnosen über den beobachteten Zeitraum mit nahezu 10 % gleich blieb. Bei weiteren 12 % der analysierten Patienten lagen klinisch nicht-gestellte Diagnosen vor, deren Erkennung jedoch keine therapeutischen Konsequenzen gehabt hatten. Im Jahre 1980 waren Lungenembolien und Nierenerkrankungen (Möglichkeit der Dialysebehandlung) seltenere Todesursachen, wahrend die Inzidenz bakterieller, viraler und mykotischer Infektionen signifikant angestiegen war, waren diese in 24 % der Fälle nicht erkannt worden. Generell wurden aber in den drei untersuchten Jahrgängen Lungenembolien, Herzinfarkte, Infektionen und Neoplasien am häufigsten vom Kliniker übersehen und anschließend autoptisch nachgewiesen (❯ *Abb. 1.1*).

◘ Abb. 1.1

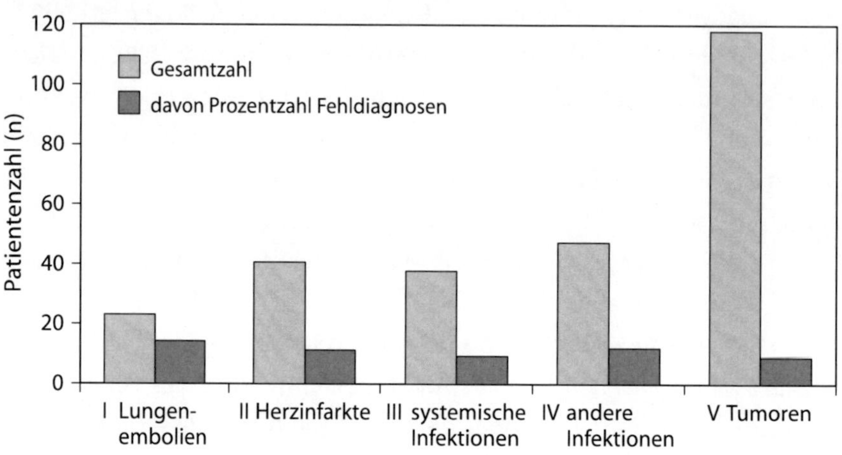

Häufigste Fehldiagnosen, falsche und nicht gestellte Diagnosen bei je 100 zwischen 1960 und 1980 am Massachusetts General Hospital verstorbenen und autopsierten Patienten (nach Goldman et al. [34])

Die Autoren sind der Ansicht, dass eine Überbewertung von sono-, szinti- und computertomographischen Befunden in ca. 3 % der autopsierten Fälle zur Entstehung einer Fehldiagnose beigetragen hatte, und dass darüber hinaus die genannten damals neueren diagnostischen Verfahren weder die Rate von Fehldiagnosen zu senken imstande waren, noch den Wert der Obduktion als vitale Komponente für eine suffiziente medizinische Versorgung gemindert hatten. Auch andere Arbeiten der letzten Jahre und Jahrzehnte resümieren, dass die Rate der Fehldiagnosen – im Sinne der von uns verwendeten Definition – trotz verbesserter diagnostischer Möglichkeiten nicht rückläufig ist, sondern nach wie vor bei ca. 10 % liegt (Britton [14, 15], Sheehan [87], Thomas & Jungmann [94], Kirch et al. [54, 55, 56]). Zum Teil divergierende Daten publizierten Sonderegger-Iseli et al. [89]. Die Schweizer Autoren analysierten an der Internistischen Universitätsklinik Zürich retrospektiv die Akten von jeweils 100 randomisiert ausgewählten Patienten der Jahre 1972, 1982 und 1992 hinsichtlich der Unterschiede zwischen den klinisch gestellten und den pathologisch -anatomisch gefundenen Diagnosen. Es wurden dabei nicht die von uns verwendeten Definitionen und Begriffe der Fehldiagnose, von falschen und nicht-gestellten Diagnosen zugrundegelegt. Stattdessen wurde von *„diagnostischen Irrtümern"* gesprochen. Die Autoren bedienten sich einer Klassifizierung nach Battle et al. [8]. Diese Einteilung unterscheidet so genannte *major diagnostic discrepancies* (Class I and II), *minor diagnostic discrepancies* (Class III and IV) und *non discrepancies* (Class V and VI) mit den jeweils genannten zwei Subklassen, also insgesamt sechs Kategorien. Klasse I (major discrepancies) beschreibt dabei eine Diskrepanz zwischen der klinischen und der autoptischen Hauptdiagnose. Wäre dieser *Class I*-diagnostische Irrtum vom Kliniker richtig erkannt worden, hatte er ihn zu einer adäquaten Therapie veranlasst, die dann die Prognose des betroffenen Patienten entscheidend gebessert hätte. Diese *Class I-major discrepancies* entsprechen unserem Begriff der Fehldiagnose. Die *Class II-discrepancies* (major discrepancies) zwischen der klinischen und der autoptischen Hauptdiagnose hatte, wäre sie vom Kliniker richtig erkannt worden, keinen Einfluss auf die Prognose des jeweiligen Patienten gehabt. Ergebnis der Untersuchung war das Vorhandensein von 15,5 % im Jahre 1972, 8,5 % im Jahre 1982 und 6,5 % im Jahre 1992 der unserem Begriff der Fehldiagnose entsprechenden *Class I-major discrepancies.* Die Autoren führen dieses Resultat vor allem auf die neueren und sensitiveren diagnostischen Möglichkeiten, z. B. in der Kardiologie und auf die möglicherweise verbesserten klinischen Fähigkeiten der beteiligten Ärzte zurück. In den *Class III and IV-minor discrepancies,* – das sind Krankheiten, die nicht unmittelbar mit der Todesursache des betroffenen Patienten in Beziehung stehen, das heißt es sind keine Haupterkrankungen, verzeichnen die Züricher einen Anstieg der Häufigkeit über den beobachteten Zeitraum (1972 – 1992). *Class V and VI-non discrepancies* beschreiben nicht vorhandene diagnostische Fehler bzw. Fälle, die in unserer Arbeit den Ausschlusskriterien unterliegen, zum Beispiel Patienten, die noch vor dem zweiten Klinikaufenthaltstag verstarben und somit keinem adäquaten diagnostischen Procedere unterzogen werden konnten. Ob sich der Rückgang der *major discrepancies* (Klasse I), wie von den Zürichern beschrieben, vor allem durch die hohe Obduktionsfrequenz von nahezu 90 % über den Analysezeitraum ergibt, ist zu diskutieren.

Die Übereinstimmung zwischen der klinisch diagnostizierten Todesursache und der letztendlichen Autopsiediagnose und dabei ausschließlich der Hauptdiagnose, untersuchten Tai et al. [93] am *Department of General Medicine* des Tan Tock Seng Hospitals in Singapur. Insgesamt verstarben innerhalb einer 2-Jahresperiode (01.01.1994 – 31.12.1995) auf der *medical intensive care unit* (MICU) der Klinik 401 Patienten, von denen 91 obduziert und von den Autoren retrospektiv analysiert wurden. Die Autopsierate lag damit bei 22,7 %. Die Diskordanz zwischen der klinischen Todesursache und der autoptischen Hauptdiagnose betrug immerhin 19,8 %. Diagnostische Fehler wurden dabei lediglich in zwei Kategorien unterschieden, Fehler der Klasse 1 (44,4 %) und Fehler der Klasse 2 (55,6 %). Klasse 1-Fehler wurden von den Autoren als Fehldiagnosen bezeichnet. Das betraf Fälle, bei denen das Wissen um die richtige Diagnose das therapeutische Regime zugunsten des Patienten entscheidend verändert hatte. Die Klasse 2 umfasst alle die Fälle, bei denen zwar relevante Diagnosen vom Kliniker nicht erkannt wurden und die klinische Todesursache nicht mit der autoptisch gefundenen übereinstimmte, aber nach Meinung der Autoren auch die Änderung der Therapie keine verbesserte Prognose für den Patienten erbracht hatte. Wenn man ausschließlich die Fehldiagnosenrate betrachtet, liegt diese bei ca. 9 % (8 von 91 Fällen) und damit im Bereich der Arbeiten von Goldman et al. [34] sowie von Kirch et al. [55, 56]. Ein weiterer Befund der Studie war, dass die Gruppe der obduzierten Patienten ein wesentlich niedrigeres Durchschnittsalter aufwies, als die Gruppe der Nichtobduzierten. Auch diese Arbeit resümiert, dass die Obduktion als Parameter der diagnostischen Qualitätskontrolle durch das Angebot an apparativ-technischen Diagnostikverfahren nicht ersetzt werden konnte.

1.3 Häufigkeit fehlerhafter Diagnosen

Wie im Abschnitt 1.1 beschrieben, wird der Begriff der **Fehldiagnose** von verschiedenen Autoren sehr unterschiedlich definiert. Wenn im Folgenden die wenigen Arbeiten zu diesem Thema verglichen werden, wird nur dann der Begriff **Fehldiagnose** gebraucht, wenn die jeweiligen Autoren diesen auch im Sinne unserer Definition verwendet hatten.

Bereits im Jahre 1910 untersuchte Cabot [19] am *Massachusetts General Hospital* 3.000 Autopsiefälle auf die Treffsicherheit der klinischen Diagnosestellung hin und ermittelte eine Rate von ca. 40 % an fehlerhaften Diagnosen. Ein viertel Jahrhundert später überprüfte Gall am selben Institut 1.000 Obduktionen und gelangte zum nahezu gleichen Ergebnis. Auch eine Analyse am *Cincinnati General Hospital* zu Beginn der 60er Jahre ergab eine unveränderte Häufigkeit von diagnostischen Irrtümern (Gall [32]). Ähnliche Ergebnisse wurden weltweit auch von anderen Autoren beschrieben. Die Rate fehlerhafter Diagnosen reichte dabei von 15 % bis 50 % (Justine-Besancon et al. [48], Wilson [98], Bauer & Robbins [9], Britton [14, 15], Cameron & McGoogan [20], Pounder et al. [74], Eisenmenger [28], Modelmog & Goertchen [68], Sarode et al. [78], Martinez et al. [62], Burton et al. [18]).

In den Publikationen, in denen die Rate von diagnostischen Irrtümern sehr hoch angegeben wird, ist – wie bereits angesprochen – deren Definition zu beachten (**Fehldiagnose ≠ falsche Diagnose ≠ nicht gestellte Diagnose**).

Betrachtet man die Resultate von Kirch et al. [56] so lässt sich erkennen, dass die Rate an Fehldiagnosen, die durchschnittlich bei ca. 10 % lag, in den vergangenen Jahrzehnten, trotz verbesserter diagnostischer Möglichkeiten, nicht rückläufig ist (❯ *Abb. 1.2)*.

◨ Abb. 1.2

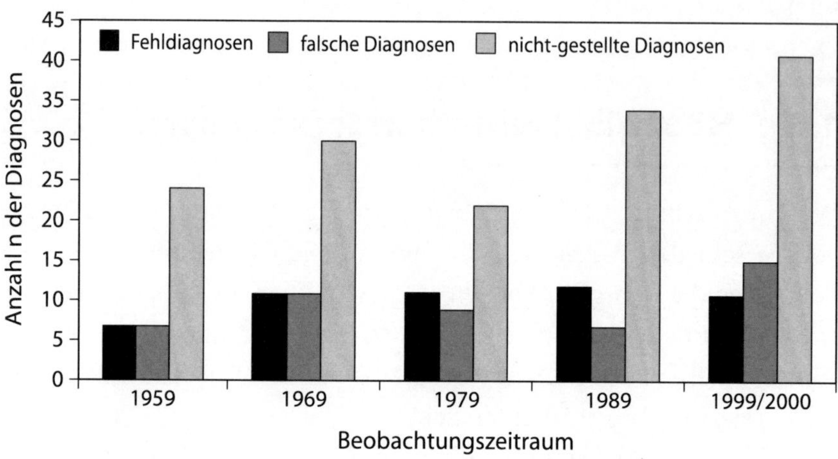

Anzahl der Fehldiagnosen, falschen und nicht gestellten Diagnosen von je 100 in den Jahren 1959, 1969, 1979, 1989 und 1999/2000 an der I. Medizinischen Universitätsklinik Kiel verstorbenen und autopsierten Patienten (nach Kirch et al. [56])

Ein Ergebnis, zu dem auch Sheehan [87], Goldman et al. [34], Thomas & Jungmann [94] kamen (**❯** *Abb. 1.3*)

Obwohl apparativ-technische Diagnostikverfahren wie Sonographie, Szintigraphie und Computertomographie routinemäßig verfügbar wurden, konnten Goldman et al. [34] zwischen 1960 und 1980 keine Abnahme der Fehldiagnosenhäufigkeit, die ebenfalls bei ca. 10 % lag, feststellen. Auch sie analysierten randomisiert jeweils 100 Autopsiefälle der Jahre 1960, 1970 und 1980 an einem Lehrkrankenhaus der *Harvard Medical School.* Bei weiteren 12 % der untersuchten Fälle lag eine nicht gestellte Diagnose vor. Zu einem ähnlichen Ergebnis kamen Thomas & Jungmann [94], die an der *Universität Marburg* 477 Autopsiefälle auf die Häufigkeit von Fehldiagnosen hin untersuchten. Auch eine Untersuchung von 141 Autopsiefällen an einem amerikanischen Militärkrankenhaus wies eine Fehldiagnosenhäufigkeit von 13 % auf

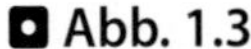 **Abb. 1.3**

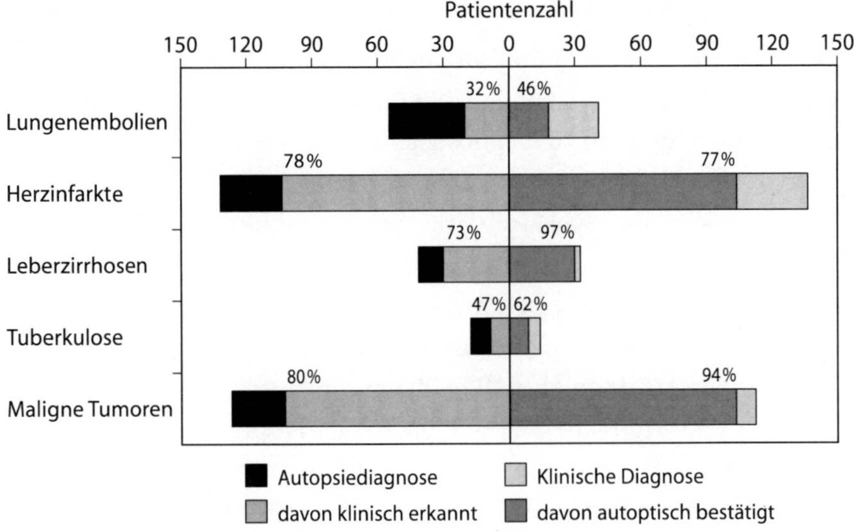

Häufigste diagnostische Irrtümer am Universitätsklinikum Marburg (nach Thomas & Jungmann [94])

(Pelletier et al. [72]). Eine Studie von Blosser et al. [13] hinsichtlich unerkannter Diagnosen bei Intensivpatienten an einer amerikanischen Klinik ergab eine Fehldiagnosenrate von 27 %. Bei einer ähnlichen Untersuchung in Brasilien zwischen 1994 und 1997 eruierten Gut et al. [38] Fehldiagnosen in 23 % der Fälle. Lediglich Grundmann [36] stellte einen Rückgang inkorrekter Diagnosen mit klinischer Relevanz, ausgehend von 23 % im Zeitraum 1961–1970 auf 18 % 1978–1987 und dann auf 12 % in den Jahren 1988–1992, fest. Grundmann [36] untersuchte dabei insgesamt 15.143 Autopsiefälle am Institut für Pathologie der *Universitätsklinik Münster*. Sonderegger-Iseli et al. [89], die ebenfalls jeweils 100 Autopsiefälle der Jahre 1972, 1982 und 1992 an einer Schweizer Universitätsklinik analysierten, publizierten auch eine signifikante Reduktion der Fehldiagnosenhäufigkeit (15,5 %–1972; 8,5 %–1982; 6,5 %–1992).

1.4   Häufigste Fehldiagnosen

Nach Gall [32] gibt es in umschriebenen Zeiträumen spezielle Erkrankungen, die besonders häufig nicht erkannt werden. Im Folgenden sollen die fünf häufigsten zu diagnostischen Irrtümern führenden Erkrankungen näher besprochen werden. Es handelt sich um die Lungenarterienembolie, den Myokardinfarkt, Infektionskrankheiten mit gesonderter Aufführung der Pneumonie und neoplastische Erkrankungen.

Kirch & Schafii [55] beschrieben für den Zeitraum von 1959 bis 1989 die **Lungenarterienembolie** als die am häufigsten klinisch nicht diagnostizierte Erkrankung (Fehldiagnosen und nicht gestellte Diagnosen). Eine Tatsache, die sich auch eine Dekade später bestätigen ließ (Kirch et al. [56]). Insgesamt 64 % (47 von 74 Fällen) der autoptisch gesicherten Lungenembolien sind im gesamten Beobachtungszeitraum (1959 – 1999/2000) von den Klinikern nicht erkannt worden (❯ *Abb. 1.4).*

Andererseits konnten im selben Zeitraum lediglich 59 % (27 von 46 Fällen) der von den Klinikern gestellten Diagnosen „Lungenarterienembolie" vom Pathologen bestätigt werden. Auch Prutting [75], Goldman et al. [34] und Thomas & Jungmann [94] geben die Lungenembolie als die vom Kliniker am häufigsten nicht erkannte Erkrankung an. Martini et al. [63] berichteten, dass die pulmonale Embolie lediglich in 25 % der analysierten Fälle korrekt diagnostiziert wurde (❯ *Abb. 1.3).* Die Diagnosestellung wird bei einer Lungenembolie dadurch erschwert, dass die ursächliche Thrombose nur in 15 % bis 20 % klinisch erkannt wird. Es besteht ein konstantes Verhältnis zwischen Lungenembolie – und Thrombose – und zwar 1 : 1,3 zugunsten der Thrombose. Eine weitere Ursache für diagnostische Irrtümer im Zusammenhang mit der Lungenembolie ist die schwierige differentialdiagnostische Abgrenzung vor allem zum Herzinfarkt (Wartman & Hellerstein [97], E. Kirch [51], Prutting [75], Britton [14, 15]). Insbesondere in den Fällen, in denen die Lungenembolie bei bis dahin gesunden Personen auftrat und mit Zyanose, Blutdruckabfall, Kollaps und Infarkt-EKG einherging, wurde

◘ Abb. 1.4

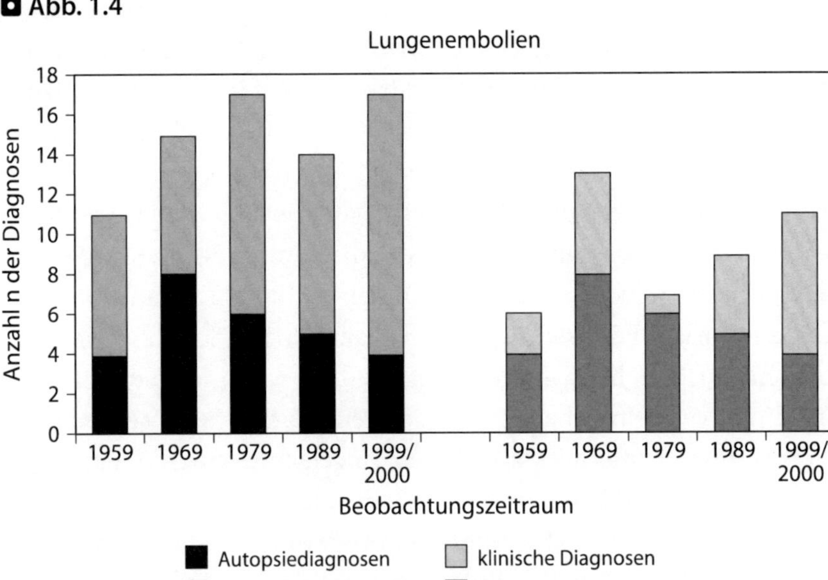

Gegenüberstellung von klinisch diagnostizierten und autoptisch gesicherten Lungenembolien bei jeweils 100 Patienten, die in den Jahren 1959, 1969, 1979, 1989 und 1999/2000 an der I. Medizinischen Universitätsklinik Kiel verstarben und autopsiert wurden (nach Kirch et al. [56])

oftmals fälschlicherweise ein Myokardinfarkt diagnostiziert (Drexler et al. [27]). Die Differentialdiagnose der Lungenembolie umfasst viele Erkrankungen (z. B. instabile Angina pectoris, Pneumonie, Bronchitis, Herzinsuffizienz, Asthma bronchiale, Perikarditis, Rippenfraktur, Pneumothorax, Angstzustände), sie kann sich hinter vielen Symptomen verbergen, andererseits können unterschiedliche Krankheiten eine Lungenembolie vortäuschen.

Umgekehrt kann auch der **Myokardinfarkt** klinisch als Lungenarterienembolie verkannt werden, insbesondere dann, wenn der Herzinfarkt nicht als Grundleiden vorliegt, sondern es sich hierbei um die letale Komplikation einer anderen Haupterkrankung handelt (Thomas

& Jungmann [94]). Der Anteil klinisch diagnostizierter Herzinfarkte, die pathologisch-anatomisch nicht nachgewiesen werden konnten, lag im Untersuchungszeitraum 1999/2000 bei 10 %. Ein Ergebnis, das auch Kirch & Schafii [55] für die Jahre 1959, 1969 und 1979 beschrieben. Auch Abramson et al. [2] und Britton [22] gelangten in ihren Studien zu vergleichbaren Resultaten. Lediglich für das Jahr 1989 gaben Kirch & Schafii [55] an, dass in 20 % der Fälle, die klinisch als Myokardinfarkt diagnostiziert wurden, diesbezüglich kein pathologisch-anatomisches Korrelat vorlag. Die Autoren erklärten sich dieses Ergebnis mit dem Aktionismus der heutigen Medizin, in dem schon im Notarztwagen unter der vermeintlichen Diagnose Herzinfarkt mehr oder minder invasive therapeutische Maßnahmen eingeleitet werden. Goldman et al. [34] wiesen 1983 darauf hin, dass in solchen Fällen, das heißt bei Patienten, die notfallmäßig mit funktionellem Herz-Kreislaufversagen unter der Diagnose Myokardinfarkt zur stationären Aufnahme kamen, häufig die eigentliche Ursache nicht aufgedeckt werden konnte, da die Gesamtsituation des Patienten keine umfangreichen diagnostischen Maßnahmen mehr zuließ bzw. der Patient vorher verstarb. Dies mag auch den hohen Anteil klinisch falsch- bzw. fehldiagnostizierter Herzinfarkte in den Untersuchungen von Drexler et al. [27] mit 26 % und Thomas & Jungmann [94] mit 23 % erklären. Rossi et al. [77] wiesen bei 110 Autopsien nur 8 von insgesamt 14 klinisch diagnostizierten Infarkten nach und fanden aber zusätzlich noch 9 Herzinfarkte, die von den Klinikern nicht diagnostiziert worden waren. Die Häufigkeit klinisch nicht erkannter Myokardinfarkte lag im gesamten Beobachtungszeitraum (1959 – 1999/2000) der Arbeit von Kirch et al. [56] bei ca. 22 % (❯ *Abb. 1.5)*.

Melichar et al. [66] fanden 1963 bei einer Analyse von 145 nicht diagnostizierten Herzinfarkten als Hauptgrund für deren Nichterkennen den atypischen, schmerzlosen Verlauf, wobei über 50 % dieser Patienten älter als 70 Jahre waren. In diesen Fällen fehlte damit der Anstoß zu gezielten diagnostischen Schritten durch die anamnestisch erhobene Verdachtsdiagnose. Des Weiteren wurden Myokardinfarkte häufig bei

□ Abb. 1.5

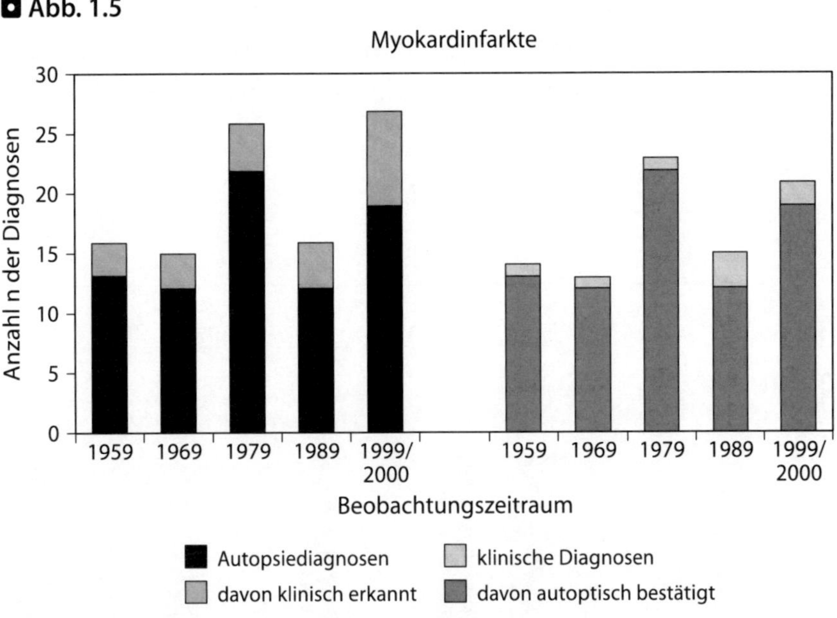

Gegenüberstellung von klinisch diagnostizierten und autoptisch gesicherten Myokardinfarkten bei jeweils 100 Patienten, die an der I. Medizinischen Universitätsklinik Kiel verstarben und autopsiert wurden (nach Kirch et al. [56])

Patienten verkannt, die gleichzeitig an cerebralen Durchblutungsstörungen, arterieller Hypertonie oder Diabetes mellitus (periphere Neuropathie) erkrankt waren. Pasternak & Braunwald [71] nehmen an, dass die häufige Lokalisierung des pektanginösen Schmerzes im Bereich des Xiphoids, gepaart mit dem unbewussten Nicht-Eingestehen einer Herzerkrankung, oftmals zur Diagnose „Verdauungsstörung" führte. Auch sie geben eine höhere Inzidenz des stummen Herzinfarktes bei Patienten mit Diabetes mellitus und im fortgeschrittenen Lebensalter an.

Bei den **Infektionskrankheiten** war an der I. Medizinischen Universitätsklinik Kiel zwischen 1959 und 1999/2000 eine Zunahme de diagnostischen Treffsicherheit nachweisbar. So lag der Anteil, der vom

Pathologen gefundenen, vom Kliniker aber nicht erkannten Infektionen (Fehldiagnosen und nicht-gestellte Diagnosen) 1969 beispielsweise bei 74 % und in den Jahren 1999/2000 nur noch bei 48 % (❯ *Abb. 1.6*); Kirch et al. [56]).

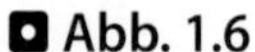 **Abb. 1.6**

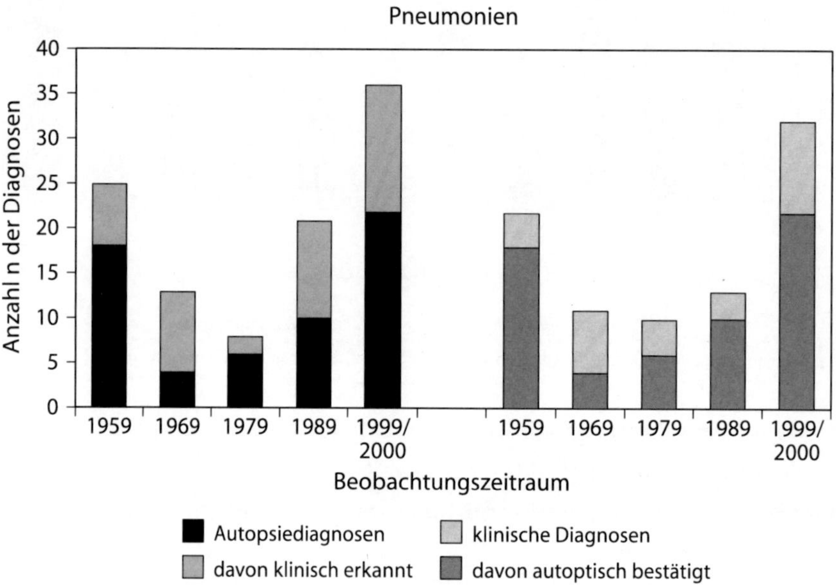

Gegenüberstellung von klinisch diagnostizierten und autoptisch gesicherten Pneumonien bei jeweils 100 Patienten, die in den Jahren 1959, 1969, 1979, 1989 und 1999/2000 an der I. Medizinischen Universitätsklinik Kiel verstarben und autopsiert wurden (nach Kirch et al. [56])

Allerdings blieb die Anzahl autoptisch nicht bestätigter Infektionen (falsche Diagnosen) nahezu konstant. Die klinische Symptomatik von lnfektionskrankheiten ist vielgestaltig. Sie kann von fulminanten, lebensbedrohlichen Zuständen bis zu kurzen, selbstheilenden Störungen oder relativ beschwerdefreien chronischen Krankheiten reichen (Madoff & Kasper [61]).

Den größten Anteil an den autoptisch nachgewiesenen Infektionskrankheiten haben die **Pneumonien.** Im gesamten Beobachtungszeitraum von 1959 bis 1999/2000 waren 69 % aller pathologisch-anatomisch gefundenen Infektionen Pneumonien. Auch in der hier vorliegenden Arbeit wird bestätigt, dass die Treffsicherheit der Diagnosestellung hinsichtlich einer Pneumonie – sowohl bei den nicht-gestellten als auch bei den falschen Diagnosen – im Jahre 1959 am höchsten war. Es stellt sich daher die Frage, ob die Auskultation damals besser beherrscht wurde und insbesondere die körperliche Untersuchung einen höheren Stellenwert einnahm.

Die Gruppe der **neoplastischen Erkrankungen** war in den Jahren 1999/2000 mit der höchsten diagnostischen Treffsicherheit unter den hier aufgeführten Diagnosen verbunden. Im Zeitraum von 1959 bis 1989 blieben insgesamt 31 % der autoptisch gesicherten Neoplasien klinisch unerkannt, 1999/2000 waren es 21 % (❯ *Abb. 1.7).*

Auch die Rate falscher Diagnosen nahm im gesamten Beobachtungszeitraum (1959 – 1999/2000) weiter ab. Hinzuzufügen ist, dass es sich bei den nicht oder falsch diagnostizierten Erkrankungen 1999/2000 ausschließlich um solide Tumoren handelte. Alle hämatologischen Systemerkrankungen wurden vom Kliniker korrekt diagnostiziert. Es fanden sich in der vorliegenden Arbeit keine Fehldiagnosen hinsichtlich neoplastischer Erkrankungen. In der Arbeit von Bauer & Robbins [9] betrug die Rate klinisch nicht erkannter Tumorerkrankungen, in Abhängigkeit von der Tumorart, 18 % bis 35 %. Grundmann [36] beschrieb, hinsichtlich maligner Tumoren, eine Reduktion inkorrekter Diagnosen von 26 % im Zeitraum 1961 bis 1970 auf 15 % im Zeitraum von 1978 bis 1987. Martini et al. [63] fanden bei tumorösen Erkrankungen in 88 % der Fälle eine Übereinstimmung von klinischer und autoptischer Diagnose. Es ist vorstellbar, dass vor allem die technologischen Fortschritte diagnostischer Verfahren, die in den vergangenen Jahren erzielt wurden, dies bewirkt haben. Gastrointestinale Neoplasien und Bronchialkarzinome gehören zu den am häufigsten, in der vorliegenden Arbeit, autoptisch bestätigten Diagnosen. Dies war ebenfalls

◘ Abb. 1.7

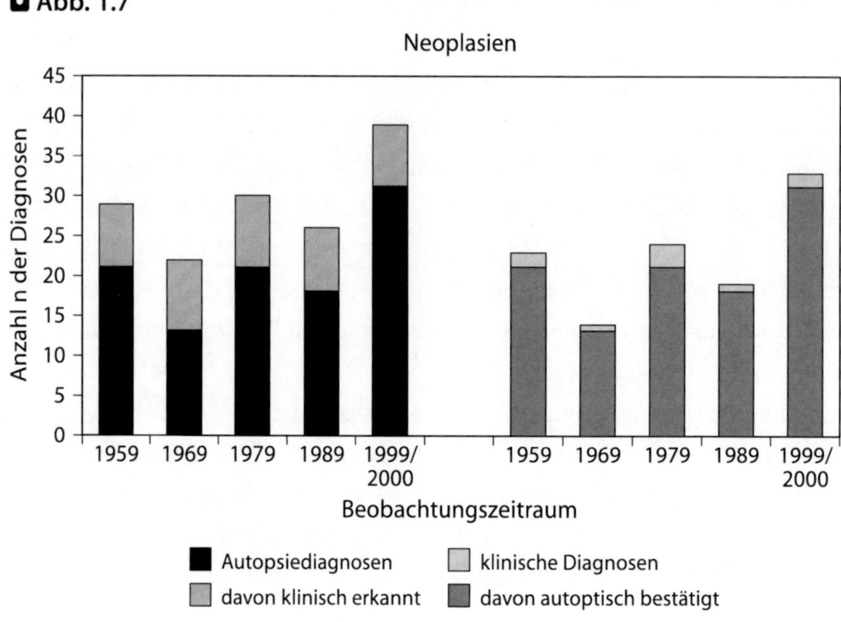

Gegenüberstellung von klinisch diagnostizierten und autoptisch gesicherten Neoplasien bei jeweils 100 Patienten, die in den Jahren 1959, 1969, 1979, 1989 und 1999/2000 an der I. Medizinischen Universitätsklinik Kiel verstarben und autopsiert wurden (nach Kirch et al. [56])

in den Untersuchungen von Modelmog [68] und de Pangher Manzini et al. [70] der Fall. In der Studie von Bauer & Robbins [9] wurden allerdings besonders oft Tumore – wie das Bronchial- und das Kolonkarzinom -fehldiagnostiziert. Burton et al. [18], die von 1986 bis 1995 am *Louisiana State University Medical Center* in *New Orleans* das Autopsiegut von 1.625 Patienten auf Übereinstimmung mit der klinischen Diagnose in Hinblick auf maligne Erkrankungen untersuchten, kamen zu einem widersprüchlichen Ergebnis. Die Diskordanzrate zwischen klinischer und autoptischer Diagnose betrug 44 %.

Zusammenfassend lässt sich feststellen, dass die diagnostische Sicherheit – hinsichtlich Infektionskrankheiten und neoplastischer Erkrankungen – in den letzten Jahren verbessert erscheint, dass jedoch insgesamt gesehen die Erkrankungen, die den Fehldiagnosen zugrunde liegen, im Wesentlichen dieselben geblieben sind.

1.5   Ursachen für Fehldiagnosen

Bei der Betrachtung der Begriffe Diagnose und Krankheit muss man sich bewusst sein, dass die Erkrankung ein bei einem Patienten ablaufender dynamischer Prozess ist, während die Diagnose eine definitive Kennzeichnung dieses Geschehens ist. Eine Diagnose wird aufgrund des Nachweises bestimmter Symptome und Befunde gestellt, wobei eigene Erfahrungen, die geltende Lehrmeinung und die Auswertung von Zusatzuntersuchungen zu deren Entstehung beitragen Schrömbgens [81], Kirch [53]). Die Verlaufsbeobachtung und das ständige Reflektieren der Patientensituation spielen darüber hinaus eine wesentliche Rolle (Zöllner [100]). So gilt es, zusätzlich auftretende Symptome, das Ansprechen oder Versagen der gewählten Behandlungsform sowie den Zustand des Patienten zu registrieren und für die Diagnosestellung heranzuziehen. Der geschilderte diagnostische Entscheidungsprozess erscheint selbstverständlich, doch können in den Turbulenzen des täglichen Routinebetriebs nur allzu leicht einzelne Gesichtspunkte zu kurz kommen, so dass Fehlinterpretationen resultieren. Eine Fehldiagnose kommt dann zustande, wenn aus den erkennbaren Befunden und den damit verbundenen Überlegungen falsche Schlussfolgerungen gezogen werden (Kirch [53]). Gruver & Freis [37] stellten in einer Analyse von 1.106 Obduktionen im Zeitraum von 1947 bis 1953 fest, dass bei 45 % der fehlerhaft diagnostizierten Fälle eine insuffiziente Anamnese erhoben wurde. Auch die mangelhafte körperliche Untersuchung ist laut Wiener & Nathanson [98] eine mögliche Ursache für Fehldiagnosen, wobei fehlerhafte Untersuchungstechniken, unrichtige Befundinterpretationen sowie die gänzliche Unterlassung wesentlicher Bestandteile der klinischen Untersuchung eine Rolle spielen. In der weiteren Abfolge des diagnostischen Entscheidungsprozesses resultierten in der Studie von Gruver & Freis [37] in 65 % Irrtümer daraus, dass notwendige, gezielte diagnostische Maßnahmen nicht durchgeführt wurden. Besonders bei langwierigen Krankheitsverlaufen wurde oftmals versäumt, in regelmäßigen Abständen einen ausführlichen aktuellen Befundstatus zu erheben bzw. den Verlauf der Patientensituation zu reflektieren. Ferner wurden Symptome neu aufgetretener Erkrankungen vom Arzt auf ein bekanntes, bereits bestehendes Leiden zurückgeführt und dadurch die tatsachliche Diagnose nicht gestellt.

Nach Gross [35] gibt es bei den Ursachen von **Fehldiagnosen** spezielle, das heißt an besondere Krankheiten gebundene, gehäufte Fehldiagnosen, ferner allgemeine, allen Erkrankungen mehr oder minder zukommende Ursachen. Unter den allgemeinen Ursachen lassen sich arztseitige (subjektive) und patientenseitige (objektive) Ursachen unterscheiden.

Auffällig in diesem Zusammenhang ist, dass die von Fehldiagnosen betroffenen Patienten nicht selten mehrmals in stationärer Behandlung waren. Eine einmal gestellte Diagnose kann also zu einer vorgefassten Meinung führen, die die weiterhin notwendige kritische Betrachtung und das Überdenken der Patientensituation erschwert. Zweifellos ist die Ausgangsposition des Diagnostikers vielschichtig und diffizil, gehen doch häufig der eigentlichen Krankheit unspezifische Allgemeinsymptome voraus, die oftmals für einige Zeit keine definitiven diagnostischen Schlüsse zulassen. In der Inneren Medizin zeigen bei der Erstdiagnostik nur 10 % bis 20 % der Erkrankungen das aus dem Lehrbuch bekannte charakteristische klinische Bild (Gross [35]). Viele Krankheiten präsentieren sich insbesondere zu Beginn mono- bzw. oligosymptomatisch (Kirch [52]). Daher ist es verständlich, dass in der Regel nicht seltene Krankheitsbilder, sondern atypische (oligosymptomatische) Verlaufsformen und Manifestationen geläufiger Erkrankungen zu Fehldiagnosen führen (Petersdorf & Beeson [73], Kirch [53]). Hierbei kommt der Zunahme der durchschnittlichen Lebenserwartung und der daraus resultierenden „Überalterung" der Patienten eine besondere Bedeutung zu, da gerade im höheren Lebensalter die Krankheitssymptomatik stark variieren und mitigiert sein kann. Zudem ist die Diagnosestellung durch das gleichzeitige, sich überlagernde Bestehen verschiedener Erkrankungen erschwert. Neben dem Lebensalter kann die oftmals aufwendige und kaum mehr in ihrem Ausmaß zu überschauende Pharmakotherapie die Symptomkonstellation und den Krankheitsverlauf beeinflussen bzw. verändern und damit Anlass zu diagnostischen Schwierigkeiten geben.

Eine weitere Ursache von Fehlinterpretationen liegt im Vorhandensein psychosomatischer und neuropsychatrischer Erkrankungen, die auch mit uncharakteristischen bzw. diffusen Beschwerden einhergehen können. So kann zum Beispiel eine depressive Verstimmung Ursache somatischer Beschwerden sein, die ihrerseits zu einer aufwendigen, oftmals ergebnislos verlaufenden oder in ihren Resultaten irreführenden Diagnostik Veranlassung geben. Andererseits können bestimmten Malignomen (z.B. dem Pankreaskarzinom) oder auch anderen internistischen Erkrankungen (etwa der perniziösen Anämie) so genannte „Psychosyndrome" vorausgehen, die erst nach Wochen oder Monaten die eigentliche organische Ursache der Symptome erkennen lassen (Gross [35], Kirch [52]).

Nach Gross [35] sind **Fehldiagnosen** mindestens in dreifacher Hinsicht zu relativieren. Den größten Einfluss hat dabei die Trennschärfe einer Diagnose, das heißt je präziser die zugrunde liegende Erkrankung benannt ist, um so brauchbarer ist die betreffende Diagnose für die Prognose und Therapie, aber zugleich auch um so anfälliger für das Entstehen einer Fehldiagnose. Je weiter eine Diagnose andererseits gefasst wird, um so geringer ist die Irrtumswahrscheinlichkeit, um so geringer aber auch der Nutzen. Darüber hinaus ist zu fragen, ob eine ausreichende Untersuchung des Kranken möglich war, denn diese kann durch Tod, schlechten Allgemeinzustand, zeitweilige oder dauernde Ablehnung von Untersuchungen wesentlich eingeschränkt sein. Die dritte Relativität bezieht sich, nach Meinung der Autoren, auf die Bedeutung und damit auf den Inhalt der einzelnen Fehldiagnosen, da sie sich ganz erheblich in ihren prognostischen und therapeutischen Konsequenzen unterscheiden. So kommen beispielsweise Lungenembolien oftmals im Endstadium neoplastischer Erkrankungen bei Patienten vor, deren Tod ohnehin bald zu erwarten ist.

Bürger [16] stellt sich als Reflexion auf jede Diskrepanz zwischen pathologisch-anatomischen Befund und klinischer Diagnose folgende Fragen:

- War eine geordnete Untersuchung des Kranken durchführbar?
- Wurden diagnostische Maßnahmen unterlassen und welche?
- Sind die anamnestischen Angaben gebührend ausgewertet und haben sie den Zustand des Patienten geklärt oder eher verschleiert?
- Wurden die erhobenen Befunde richtig gedeutet?

1.6   Diagnostische Verfahren

1.6.1 Anwendungshäufigkeit verschiedener diagnostischer Verfahren

In den letzten Jahrzehnten wurden durch technologische Fortschritte für viele Gebiete der medizinischen Diagnostik und Therapie neue Möglichkeiten erschlossen. Dies ist vor allem von Bedeutung, wenn – wie in der hier vorliegenden Arbeit – ein Zeitraum von 40 Jahren betrachtet wird. Diagnostische Verfahren wie Röntgen, Laboruntersuchungen und Elektrokardiographie, die 1959 größtenteils nur bei speziellen Fragestellungen eingesetzt wurden, gehören heutzutage zum Routineprogramm in der Inneren Medizin. Auch die Anwendungshäufigkeit der neueren bildgebenden Verfahren stieg im Beobachtungszeitraum um ein Vielfaches an (❯ *Abb. 1.8)*.

Die Sonographie registrierten Kirch & Schafii [55] mit 21 Fällen erstmals im Jahre 1979. 1999/2000 wurde sie doppelt so häufig angewendet (Kirch et al. [56]). Computertomographische Untersuchungen wurden 1979 das erste Mal in zwei Fällen registriert, 20 Jahre später wurde das CT schon bei 24 der analysierten 100 Patienten angewandt. Die Anwendungshäufigkeit der Magnetresonanztomographie lag 1989

◻ Abb. 1.8

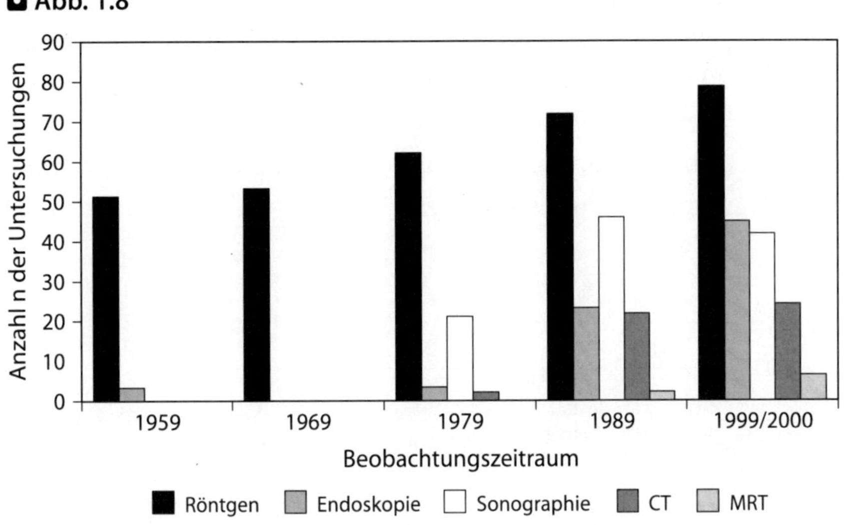

Anwendungshäufigkeit diagnostischer Untersuchungsverfahren bei jeweils 100 nach Zufallskriterien ausgewählten Patienten, die 1959, 1969, 1979, 1989 und 1999/2000 an der I. Medizinischen Universitätsklinik Kiel verstarben und obduziert wurden (nach Kirch et al. 56])

bei zwei und betrug 1999/2000 sechs Fälle. Neben den neueren bildgebenden Verfahren hat auch die Endoskopie in den letzten 30 Jahren einen signifikanten Anwendungszuwachs erfahren (1979 – 3 Fälle, 1989 – 23 Fälle, 1999/2000 – 45 Fälle). Auch der Einsatz der klassischen Röntgenuntersuchungen stieg über die vergangenen 40 Jahre stetig (1959 – 51 Fälle, 1979 – 62 Fälle, 1999/2000 – 79 Fälle). Die neueren radiologischen Nachweisverfahren wurden somit, wie auch Showstack et al. [88] bemerkten, nicht anstelle, sondern vielmehr zusätzlich zu den althergebrachten diagnostischen Untersuchungen eingesetzt. Goldman et al. [34] zeigten bereits 1983 diese Tendenz auf: lag die Zahl der Sonographien, Computertomographien und Szintigraphien 1960 insgesamt bei einer einzigen Untersuchung, so stieg diese 1970 auf 19 und 1980 auf 137 an. Auch Sonderegger-Iseli et al. [89] registrierten in ihrer eine Zunahme insbesondere endoskopischer Untersuchungsverfahren (1972 = 14 %, 1982 = 18 %, 1992 = 32 %), der Sonographie (1982 = 17 %, 1992 = 73 %) und der Computertomographie (1982 = 11 %, 1992 = 17 %). Wie ❯ *Abbildung 1.9* zeigt, wurde ähnliches auch von Schölmerich et al. [80] für gastroskopische, sonographische und computertomographische Untersuchungsverfahren zwischen 1972 und 1984 nachgewiesen.

▣ Abb. 1.9

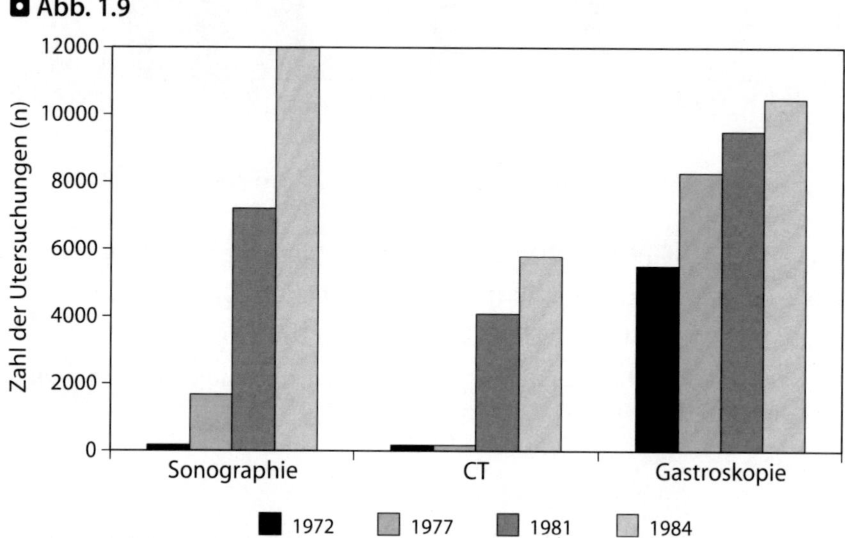

Anzahl gastroskopischer, sonografischer und computertomografischer Untersuchungen am Universitätsklinikum Regensburg 1972, 1977, 1981 und 1984 (nach Schölmerich et al. [80])

1.6.2 Wertigkeit der diagnostischen Verfahren

Obwohl die neueren diagnostischen Methoden ausgesprochen nützlich für die Diagnosefindung sein können (Abrams & McNeil [1], Ferrucci [30]), tragen sie dennoch in einigen Fällen zur Entstehung von Fehldiagnosen bei. Sogar als besonders präzise geltende diagnostische

Methoden – wie die Biopsie – können irreführende Befunde ergeben (Schwartz et al. [84]). Den genannten medizinischen Zusatzuntersuchungen kommt somit eine durchaus zweischneidige Wertigkeit zu. Einerseits können sie von großer diagnostischer Bedeutung sein, andererseits können sie den Kliniker weiter im Unklaren lassen, sie erhöhen die Zahl der differentialdiagnostischen Erwägungen und können so zu Verwirrung und erschwertem Erkennen von Krankheiten führen. So gaben Kirch et al. [56] für den von ihnen beobachteten Zeitraum an, dass in ca. 7 % der Fälle die angewandten Verfahren diagnostisch irreführend waren. 1999/2000 war dies, je nach angewandter Methode, in 5 bis 37 Prozent der Fälle nachweisbar. Das mag vor allem mit der größeren Anwendungshäufigkeit der moderneren technisch-apparativen Diagnostikmethoden in den letzten Jahren zusammenhängen. Goldman et al. [34] ermittelten folgende Zahlen: neuere bildgebende Verfahren waren diagnostisch direkt wegweisend in 10 %, irreführend in 3 %; Endoskopie und Biopsie direkt wegweisend in 37 %, irreführend in 1 %; Standard-Röntgenverfahren direkt wegweisend in 15 %, irreführend in 0,7 % der Fälle (❯ *Abb. 1.10*).

◘ Abb. 1.10

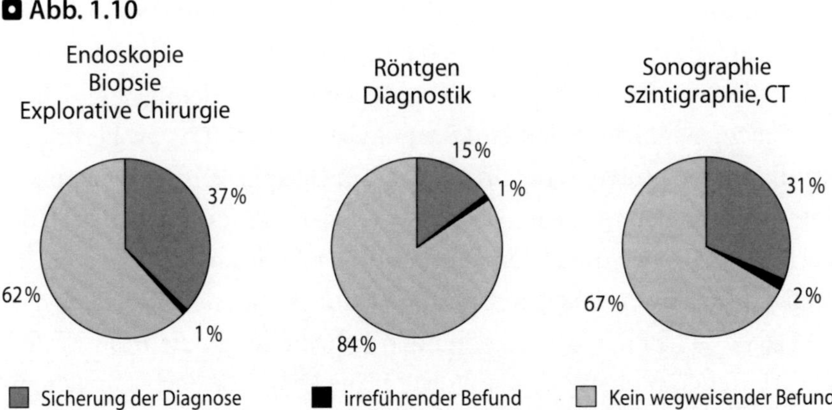

Wertigkeit verschiedener apparativer diagnostischer Verfahren für die definitive Diagnosestellung und Prozentsatz irreführender Befunde (nach Goldman et al. [34])

Die Autoren berücksichtigten allerdings lediglich die in den Fehldiagnosefällen angewandten Untersuchungsverfahren, wohingegen von Kirch et al. [56] auch die Fälle mit nicht gestellten und falschen Diagnosen ausgewertet wurden. In den von Prutting [75] zitierten Studien lag der Anteil falsch-negativer CT-Befunde bei 14 %, in der hier Vorliegenden bei 37 % für die Jahre 1999/2000. Beyer [12] untersuchte am radiologischen Institut der Universitätsklinik Köln den Aussagewert der Sonographie. Er weist insbesondere darauf hin, dass mit der Sonographie als Screening-Methode zusätzlich viele pathologische Befunde ohne klinische Relevanz und ohne therapeutische Konsequenz zusammengetragen werden.

Voraussetzung für einen möglichst effektiven Einsatz jedes diagnostischen Verfahrens sind die Kenntnisse bezüglich seiner Sensitivität, Spezifität sowie der Inzidenz der zu erfassenden Erkrankung (Krieg et al. [58]). Das heißt der Kliniker muss sich der Grenzen des angewandten Verfahrens bewusst sein und eine gezielte Indikation zu seiner Anwendung stellen. Anderenfalls kann, wie Kelley & Mamlin [50] ausführen, die Flut von diagnostischen Befunden dazu führen, dass, wie in ihrer Studie angegeben, zwischen 28 % (Thorax-Röntgen) und 93 % (Urinkultur) der pathologischen Untersuchungsbefunde vom Kliniker unbeachtet bzw. unberücksichtigt bleiben. Somit werden die erhaltenen Resultate oftmals abgelegt, ohne möglicherweise richtig angeschaut worden zu sein. Dieses gilt laut Schneiderman et al. [79] insbesondere für die so genannten Screening-Tests. Ein Beispiel für die Wichtigkeit der Auswahl der richtigen diagnostischen Methode (Sensitivität des Verfahrens) stellen die Daten der sog. PIOPED-Studie (Prospective Investigation of Pulmonary Embolism Diagnosis) dar, welche zeigen, dass im Gegensatz zu der vorherrschenden Lehrmeinung, die Bestimmung der arteriellen Blutgase keinen Wert für die Diagnose einer Lungenembolie haben. Bei Patienten mit Verdacht auf Lungenembolie konnten weder der pO_2-Wert noch berechnete alveolar-arterielle Sauerstoffgradienten zuverlässig Patienten identifizieren, die angiographisch bereits eine gesicherte Lungenembolie aufwiesen (Stein et al. [91]).

Von entscheidender Bedeutung ist es, dass pathologische Untersuchungsbefunde in Verbindung mit anderen anamnestischen, klinischen, laborchemischen und technisch- apparativen Daten bewertet werden, denn erst die Betrachtung der Konstellation aller Ergebnisse ermöglicht eine endgültige Diagnosestellung. Einige diagnostische Methoden wiesen Fehlerraten von bis zu 30 % auf, so z. B. die Laboruntersuchungen (Dörner [26]) oder das Thorax-Röntgen (Herman et al. [42]). In diesem Sinne führten Ferlinz & Schmidt [29] das Zustandekommen der meisten Fehldiagnosen in der Pneumologie auf eine „Röntgendiagnose" ohne Berücksichtigung bzw. unter Vernachlässigung der klinischen Situation des Patienten zurück.

Bei der Analyse der diagnostischen Verfahren hinsichtlich ihrer Treffsicherheit bleibt jedoch zu berücksichtigen, dass insbesondere in den Jahren der Einführung eben dieser neuen Technologien die Gefahr besteht, dass der Kliniker noch nicht mit der korrekten Methodik und Interpretation der jeweiligen Untersuchungstechnik vertraut ist (Goldman et al. [34]). Des Weiteren muss bei der Betrachtung der Resultate in der hier vorliegenden Arbeit darauf hingewiesen werden, dass verschiedene diagnostische Verfahren wahrscheinlich bei Patienten, die nicht verstorben sind, in einem höheren Maße zur Diagnosefindung beigetragen haben, als bei den hier analysierten verstorbenen und autopsierten Patienten. Denn die Untersuchungsbedingungen am schwerkranken Patienten sind meist suboptimal (Goldman et al. [34]).

Im Allgemeinen reicht eine einzelne Feststellung auf anatomischem, physikalischem, chemischen oder physiologischem Gebiet nicht hin, um zu einer wertvollen Einsicht in das Krankheitsgeschehen zu kommen. Immer wird erst die Synopsis vieler Beobachtungen auf verschiedenen Gebieten zu einer Diagnose führen (Bürger [16]).

Zusammenfassend lässt sich sagen, dass die genannten neueren diagnostischen Methoden weder die Rate an Fehldiagnosen zu senken imstande waren, noch den Wert der Obduktion als vitale Komponente für eine suffiziente Erfassung von Erkrankungen gemindert haben. Um die aktuellen technisch-apparativen Verfahren bestmöglich einzusetzen und ihre Fehlerrate niedrig zu halten, fordert Heuck [43] eine sinnvolle Stufendiagnostik. Am Anfang einer solchen diagnostischen Reihe haben immer eine sorgfaltige Anamnese und die körperliche Untersuchung zu stehen, wobei diesen klassischen klinischen Untersuchungsmethoden nach wie vor eine große, letztlich wohl die entscheidende Bedeutung für die Diagnosefindung zukommt (Petersdorf & Beeson [73], Larson et al. [59], Gross [35], Kirch [53]; ❯ *Abb. 1.11 und 1.12*).

■ **Abb. 1.11**

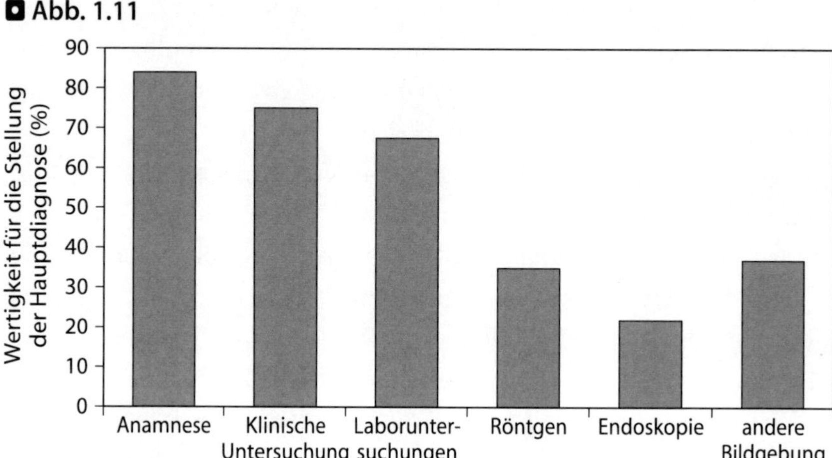

Die Bedeutung verschiedener diagnostischer Methoden für die definitive Diagnosestellung (nach Kirch et al. [56])

Aus den bei Anamnese und körperlicher Untersuchung erhobenen Befunden ergibt sich dann die Indikation zu weiterführenden diagnostischen Maßnahmen. Bei allen weiteren Schritten hat sich der Kliniker nach Krieg et al. [58] folgende Fragen zu stellen:

- Sind die Sensitivität und Spezifität des Verfahrens in Bezug aus die zu erfassende Erkrankung adäquat um daraus diagnostische Schlüsse zu ziehen?
- Ist das Untersuchungsergebnis von Bedeutung für die Diagnose, Prognose oder Therapie des Patienten?
- Hat der Patient im Verhältnis zum erforderlichen Aufwand einen Nutzen von der Durchführung der Untersuchung?

◘ Abb. 1.12

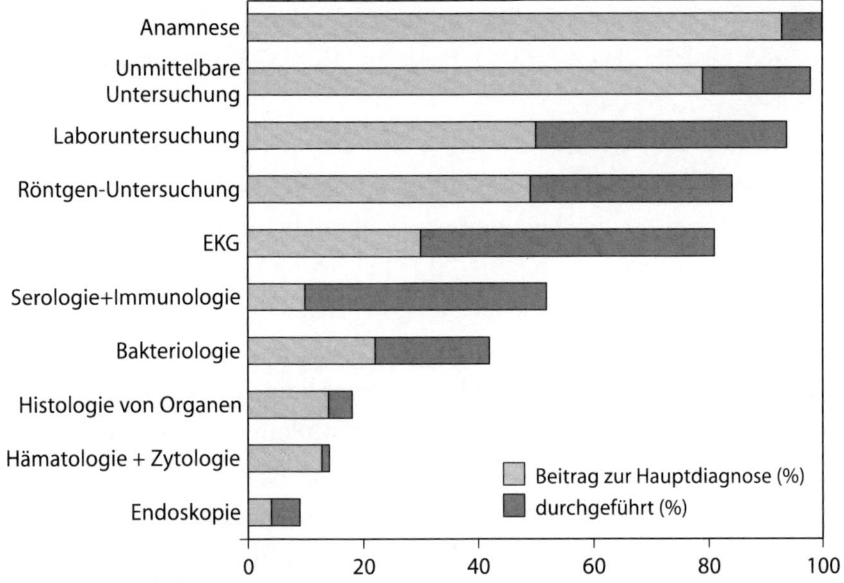

Der Beitrag verschiedener diagnostischer Methoden zur Stellung der Hauptdiagnose (nach Gross [35])

Es gilt noch einmal hervorzuheben, dass die vorliegende Arbeit, mit der Analyse der diagnostischen Verfahren hinsichtlich ihrer Treffsicherheit, nicht deren Wert in Frage stellen, sondern vielmehr zur Vorsicht bei möglicher Überbewertung derselben anhalten soll.

1.7   Patientencharakteristika

1.7.1 Dauer des stationären Aufenthalts

Kirch & Schafii [55] berichteten zu dem von ihnen im Hinblick auf die Fehldiagnosenrate analysierten Patientengut über eine Abnahme der durchschnittlichen Krankenhausaufenthaltsdauer von 12,4 Tagen im Jahre 1959 auf 9,6 Tage 1979 und verzeichneten dann wieder einen Anstieg derselben auf 13,6 Tage 1989. In den Jahren 1999/2000 fiel die durchschnittliche Dauer des stationären Aufenthalts dann wieder auf 12,2 Tage (Kirch et al. [56]).

Obwohl der strengen Bettruhe als Therapieform bestimmter Erkrankungen vor 40 Jahren noch eine große Bedeutung zukam, liegen die durchschnittlichen Liegezeiten von damals immer noch unter denen der vergangenen zehn Jahre. Eine Erklärung hierfür dürfte das derzeit bei Weitem umfangreichere diagnostische Procedere sein, dessen sequentielle Durchführung mit einem zum Teil nicht unerheblichen Zeitaufwand verbunden ist, dem ein Patient heute im Vergleich zu früher unterzogen wird. Natürlich besteht vor allem aus wirtschaftlichen Gründen ein Interesse daran, die stationären Liegezeiten der Patienten auf ein Minimum zu reduzieren (bevorstehende Einführung der *Diagnosis Related Groups*), ein Umstand, der vor allem in den nächsten Jahren die Dauer des durchschnittlichen stationären Aufenthalts weiter sinken lassen wird.

Auch Goldman et al. [34] dokumentierten einen Anstieg der Krankenhausaufenthaltsdauer von durchschnittlich 15 Tagen 1960 auf 17 Tage 1970 und 23 Tage im Jahre 1980. Hayward & Hoper [40] bezifferten in ihrer Untersuchung der Jahre 1995/1996 die durchschnittliche Dauer des stationären Aufenthalts mit 10 Tagen. Einen Abfall der mittleren Krankenhausverweildauer von 10,5 Tagen 1972 auf 5,5 Tage 1982 und 8,0 Tage 1992 beschrieben Sonderegger-Iseli et al. [89].

Abschließend stellt sich die Frage nach der Häufigkeit des Auftretens von, Fehldiagnosen, falschen- und nicht-gestellten Diagnosen in Abhängigkeit von der Dauer des stationären Aufenthalts. Sowohl Burrows [17] als auch Thomas & Jungmann [93] konnten diesbezüglich keine Beziehung feststellen. Auch Kirch & Schafii [55] negierten einen derartigen Zusammenhang für den von ihnen beobachteten Zeitraum von 1959 bis 1989 an der I. Medizinischen Universitätsklinik in Kiel. Für die Jahre 1999/2000 lässt sich jedoch eine eindeutige Häufung der Fehldiagnosen für die ersten drei Tage des stationären Aufenthalts erheben. Die Fehldiagnosenhäufigkeit nimmt dann mit zunehmender stationärer Verweildauer der Patienten ab. Das Auftreten von sowohl falschen Diagnosen als auch nicht gestellten Diagnosen konnte mit einem Häufigkeitsgipfel um den 5. Tag herum registriert werden und stieg dann abermals bei einer Verweildauer über 20 Tage an. Auch Drexler et al. [27], Adler et al. [3], Cameron et al. [20, 21] und auch Modelmog [68] gaben übereinstimmend mit den hier vorliegenden Ergebnissen an, dass mit zunehmender Verweildauer in den ersten Tagen die Zahl fehlerhafter Diagnosen abnimmt und danach wieder ansteigt.

1.7.2 Sterbealter

Kirch & Schafii [54] beschrieben im Zeitraum von 1959 bis 1989 einen stetigen Anstieg des durchschnittlichen Sterbealters an der I. Medizinischen Universitätsklinik Kiel von 57 Jahren 1959 über 64 Jahre 1969 und 66 Jahre 1979 bis auf 73 Jahre 1989. Diese Ergebnisse korrelieren mit denen anderer Autoren in der Literatur. Im Jahre 1905 waren noch 58 % der Verstorbenen jünger als 50 Jahre, 1948 schon nur noch 34 %, so die Autoren. In der Arbeit von Kirch & Schafii [55] gab es in der Altersgruppe unter 50 Jahren 1959 insgesamt noch 52 und 1989 keinen einzigen Todesfall mehr. Die Zunahme der durchschnittlichen Lebenserwartung in Deutschland, – im Verlaufe des vergangenen Jahrhunderts um ca. 20 Jahre – , lässt sich, wie allgemein angenommen, am ehesten auf die Verbesserung der Lebensbedingungen, der Ernährung sowie der medizinischen Grundversorgung zurückführen.

In den Jahren 1999 und 2000 waren in der Arbeit von Kirch et al. [56] die Ergebnisse geringfügig verschieden. Das durchschnittliche Sterbealter sank 1999/2000 auf im Mittel 69 Jahre. In der Altersgruppe unter 50 Jahren verstarben in diesen beiden Jahren an der I. Medizinischen Universitätsklinik Kiel insgesamt immerhin 68 Patienten. Das durchschnittliche Alter aller Verstorbenen in der Bundesrepublik Deutschland lag nach Angaben des Statistischen Bundesamtes [86] 1996/98 (Angaben für die Jahre 1999/2000 sind noch nicht veröffentlicht) bei 77 Jahren. Auch Sonderegger-Iseli et al. [89] beobachteten einen Anstieg von 65 Jahren 1972 auf 68 Jahre 1982 und dann einen Abfall des durchschnittlichen Sterbealters auf 64 Jahre 1992, an der Universitätsklinik Zürich. Dieser Sachverhalt dürfte dadurch entstehen, dass sich eine Universitätsklinik immer mehr zu einer Schwerpunktklinik entwickelt, in der eher jüngere Patienten und Patienten mit schwerwiegenderen Erkrankungen behandelt werden, womit dann eine höhere Sterblichkeit verbunden ist.

Britton [14, 15] beschrieben eine höhere durchschnittliche Lebenserwartung des weiblichen Geschlechts. Interessant ist der Vergleich verschiedener Studien im Hinblick auf die Frage des durchschnittlichen Sterbealters auf internationaler Ebene. Zu beachten ist hierbei, dass die angegebenen Zahlen für die verschiedenen Staaten sicherlich nicht immer ausreichend repräsentativ sind. In der Arbeit von Goldman et al. [34] an einem der Bostoner Harvard Universität assoziierten Lehrkrankenhäuser blieb 1960, 1970 und 1980 das durchschnittliche Sterbealter der Patienten mit 61 Jahren unverändert. Burton et al. [18] untersuchten am *Louisiana State University Medical Center in New Orleans* (USA) von 1986 bis 1995 die Übereinstimmung von klinischer und autoptischer Diagnose bei ausschließlich malignen neoplastischen Erkrankungen und eruierten hier ein durchschnittliches Sterbealter von 48 Jahren. Hayward & Hoper [40] führten ihre Studie an sieben *Veteran Affairs Medical Centers* in den Vereinigten Staaten durch. Sie analysierten dabei 4.198 in den Jahren 1995 – 1996 verstorbene Patienten. Das Durchschnittsalter aller Verstorbenen lag bei 69 Jahren. In einer schwedischen Studie von Britton [14, 15] lag das durchschnittliche Sterbealter 1970 bei 70 Jahren. Bei 75 Jahren lag das durchschnittliche Sterbealter in einer italienischen Arbeit von DE Pangher Manzini et al. [74], die 1.036 verstorbene und autopsierte Patienten zwischen 1986 und 1991 analysierten. Das durchschnittliche Sterbealter an einer britischen Klinik bezifferten Pounder et al. [74] bei ihren Untersuchungen 1979 mit 64,5 Jahren.

Ähnlich dazu betrug das Sterbealter bei den von Drexler et al. [27] 1976 an der Freiburger Universitätsklinik analysierten 1.096 Patienten durchschnittlich 63 Jahre.

Interessant erscheint in diesem Zusammenhang das eventuelle Vorliegen einer Alters- bzw. Geschlechtspräferenz hinsichtlich der Häufigkeit von Fehldiagnosen. Während Kirch & Schafii [55] für den von ihnen untersuchten Zeitraum einen solchen Zusammenhang nicht feststellen konnten, ergibt sich in der Folgearbeit für die Jahre 1999/2000 ein klares Überwiegen der weiblichen Verstorbenen bei der Anzahl der Fehldiagnosen (Kirch et al. [56]). In immerhin acht der elf Fälle handelt es sich um Frauen, das sind 2,7 % aller verstorbenen Frauen. Nur bei drei der elf Fehldiagnosen waren männliche Patienten betroffen, das sind 0,7 % aller verstorbenen Männer. Ein eindeutiger Zusammenhang zwischen dem Alter der Verstorbenen und der Häufigkeit von Fehldiagnosen besteht auch für die Jahre 1999/2000 nicht. Cameron et al. [20] und Ahronheim et al. [4] stellten übereinstimmend fest, dass mit zunehmendem Lebensalter die diagnostische Sicherheit abnimmt. In der Arbeit von Gruver & Freis [37] lag die Fehldiagnosenrate in der Altersgruppe von 50 bis 60 Jahren hingegen höher als bei den Patienten zwischen 60 und 80 Jahren. Goldman et al. [34] fanden anteilsmäßig mehr Fehldiagnosen sowohl bei Patienten, deren Alter unter 40 Jahren lag als auch bei Patienten über 65 Jahren. Burrows [17], Martinez et al. [62] und Tai et al. [93] stellten, wie schon Kirch & Schafii [55], keinen Zusammenhang zwischen dem Alter oder Geschlecht der Patienten im Zusammenhang mit der Häufigkeit von Fehldiagnosen fest.

1.7.3 Obduktionsrate

Während die Anzahl der stationären Aufnahmen in der I. Medizinischen Universitätsklinik Kiel im gesamten Beobachtungszeitraum von 4.188 Patienten im Jahre 1959 auf 6.967 Patienten im Jahre 2000 einen stetigen Anstieg erfuhr, ging die Rate der Obduktionen gravierend zurück. Wurden 1959 noch 88 % aller Verstorbenen an der Kieler Klinik autopsiert, so waren es in den Jahren 1999/2000 nur noch 20 % aller verstorbenen Patienten (❯ *Abb. 1.13).*

◙ Abb.1.13

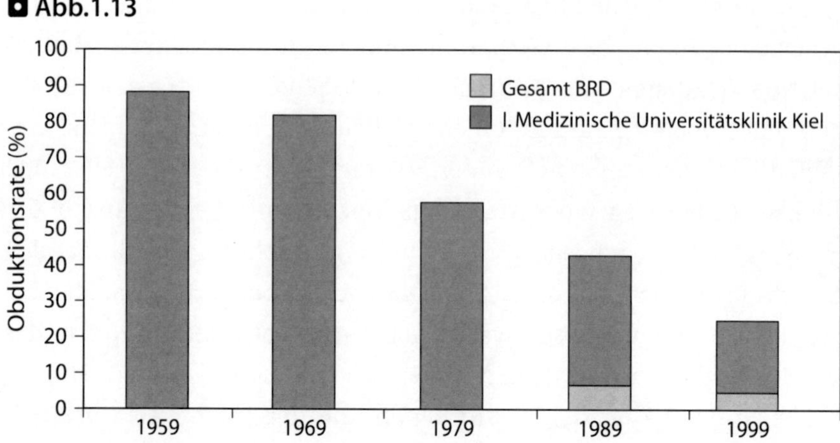

Obduktionsrate an der I. Medizinischen Universitätsklinik Kiel zwischen 1959 und 1999/2000 (nach Kirch et al. [56]). Für 1989 sowie 1999 ist zum Vergleich die durchschnittliche Obduktionsfrequenz in der Bundesrepublik Deutschland wiedergegeben (nach dem Statistischen Bundesamt [90]).

Bei diesem auffälligen Rückgang der Obduktionsfrequenz in den vergangenen Jahrzehnten handelt es sich aber eher um ein globales Problem mit unterschiedlichen Ursachen. In der internationalen Literatur findet man ähnliche Ergebnisse. Gruver & Freis [37] dokumentierten einen Abfall der Sektionsrate von 81 % im Jahre 1947 auf 65 % 1953. In der Arbeit von Goldman et al. [34] lag die Autopsierate 1960 und 1970 noch bei ca. 70 %, während diese dann 1980 nur noch ca. 38 % betrug. In anderen anglo-amerikanischen Veröffentlichungen der siebziger und achtziger Jahre lag die Obduktionsfrequenz bei 30 % bis 22 % (Burrows [17], Cameron et al. [21]), in denen der neunziger Jahre bei 31 % (Blosser et al. [13]). In der Studie von Tai et al. [93] lag diese in den Jahren 1994/1995 bei ca. 23 %. Auch scheint die Autopsierate regional stark zu schwanken und vor allem von der jeweilig vorliegenden Gesetzeslage zur Regelung von Sektionen (Genehmigungsklausel versus Ablehnungsklausel) stark abhängig zu sein. In den Schweizer

Untersuchungen der neunziger Jahre von Vuichard et al. [96] lag die Sektionsfrequenz bei 59 %. Sonderegger-Iseli et al. [88] geben für die Jahre 1972, 1982 und 1992 eine kontinuierliche Obduktionsrate von ca. 90 % an, ähnlich hoch ist diese in Schweden, ebenfalls bei ca. 90 % in den Arbeiten von Britton [14, 15], Lundberg & Voigt [60]. Einen eher außergewöhnlich gravierenden Rückgang der Autopsierate um ca. 71 % innerhalb von 10 Jahren beschrieben Hjorth et al. [44] in ihren Untersuchungen der Jahre 1980/81 und 1990/91 in Dänemark, an dieser Stelle ein Beispiel für die starke Abhängigkeit von der angesprochenen Gesetzeslage. Im Jahre 1990 trat nämlich in Dänemark eine neue Regelung in Kraft, – ähnlich der in Deutschland, – nach der eine spezielle Einwilligung von Angehörigen der Verstorbenen für eine eventuelle Sektion von Nöten ist, – ein Umstand, der eben vorher nicht bestand.

Die ansonsten kontinuierlich sinkende Obduktionsfrequenz lässt sich auch dadurch erklären, dass bis in die achtziger Jahre der Aussagewert der Autopsie immer wieder in Frage gestellt worden ist (Robinson [76], David [22], Drexler et al. [27]). Einige Autoren waren sogar der Meinung, dass nur noch ausgewählte, das heißt klinisch interessante Fälle obduziert werden sollten (Beach Hazard [10], Burrows [16], Hartveit [39]). Insbesondere die Pathologen Angrist [7], Davidson [23] und McManus [64] sprachen sich für eine strenge Indikationsstellung bei der Anforderung einer Sektion aus und wollten die Obduktion im Zeitalter der Molekularbiologie vielmehr als Forschungswerkzeug verstanden wissen. Gerade diese Vorstellungen werden durch die Verfügbarkeit moderner Untersuchungsmethoden unterstützt, die beim Kliniker immer seltener den Zweifel an der Richtigkeit der gestellten Diagnose aufkommen lassen, so dass er sie nicht mehr durch eine Autopsie überprüfen lässt (Scottolini [85, 86]). Das „sich seiner Diagnose sicher sein" beinhaltet laut Cameron et al. [20] jedoch eher ein Überschätzen der eigenen Fähigkeiten und den Verlust an kritischer Distanz. So betrug die Fehldiagnosenrate beim Vergleich von Fällen, in denen Zweifel an der Richtigkeit der Diagnosestellung bestanden, gleichermaßen jeweils 15 %. Andere Autoren hingegen beurteilen die Selbsteinschätzung der Sicherheit der Diagnose eines Klinikers als ein gutes Maß für ihre Richtigkeit (Britton [14, 15], Hartveit [39]). In der Untersuchung von Hartveit [39] konnten 35 % der vom Kliniker vermuteten, aber als unsicher eingeschätzten Diagnosen pathologisch-anatomisch nicht bestätigt werden. Dies war nur in 19 % der klinisch als sicher angesehenen Diagnosen der Fall. Der hohe Anteil unrichtiger Diagnosen bei klinisch als gesichert beurteilten Fällen dokumentiert, dass die Autopsie nach wie vor unerlässlich ist. Nach Hedinger [41] kann „nur der Kritiklose die Autopsie verneinen".

Der Rückgang der Autopsieraten lässt sich jedoch nicht einzig auf die oben genannten Ursachen zurückführen. Zumindest anteilsmäßig ist dafür auch eine zunehmende Ablehnung dieser Maßnahme durch die Angehörigen der Verstorbenen verantwortlich (Drexler et al. [27]). In diesem Zusammenhang unterstreichen Cameron et al. [20] die Bedeutung des Klinikers im Umgang mit den Hinterbliebenen. Wenn der Arzt selbst am Aussagewert der Autopsie zweifelt, wird er auch die Angehörigen nicht von der Notwendigkeit des Verfahrens überzeugen können bzw. wollen.

Die Gründe für die Abnahme der Obduktionsrate sind vielschichtig (Scottolini [85, 86], Dohm [25], Georgii [33], Modelmog et al. [67, 68]):

- Neue Techniken haben dem Kliniker die Möglichkeit und Illusion eines vollständigen Bildes vom „Innenleben" der Patienten gegeben.
- Die Spezialisierung der Ärzte führt zu mangelndem Interesse an der Todesursache.
- Der Kliniker schätzt die kontrollierende Tätigkeit des Pathologen nicht, er kennt durch seine dürftige pathologisch-anatomische Ausbildung während des Studiums die Aussagemöglichkeiten der Obduktion nicht und fordert sie deshalb nicht an.
- Dem hochspezialisierten Kliniker steht der Pathologe allein gegenüber, er kann seine Fragen nicht immer befriedigend beantworten.

Vom Standpunkt der Pathologen spricht gegen Sektionen (David [22], Dohm [25], Mehrhoff & Müller [65], Modelmog et al. [67, 68]):

- Sektionen sind zeitaufwendig und teuer.
- Erfahrene Ärzte müssen die Autopsie durchführen.
- Fehlende personelle Kapazität.
- Autopsien ohne Korrelation mit klinischen und paraklinischen Daten sind wenig sinnvoll.
- Histologische und zytologische Untersuchungen sind lukrativer.
- Fehlende gesetzliche Regelungen, die exakt definieren, wann obduziert werden kann.
- Die Einstellung der Bevölkerung und Behörden ist negativ.

Eine Aussage bezüglich der konstant hohen Häufigkeit von Fehldiagnosen über die vergangenen Jahrzehnte, bei doch entschieden verbesserten apparativ-technischen Diagnostikmethoden, lautet, dass bei einer derart niedrigen Obduktionsrate nur noch klinisch selektionierte, das heißt besonders schwere bzw. unklare Fälle seziert werden und damit die Reliabilität der Fehldiagnosenrate in Frage gestellt ist. Dieser Hypothese konnte man entgegenhalten, dass eher ein Interesse daran besteht, aus rechtlichen und statistischen Gründen, eben diese uneindeutigen komplizierten Fällen gerade nicht einer Obduktion zuzuführen.

Die Obduktion ist die letzte und auch bedeutsamste ärztliche Handlung, Todesursache und maßgeblich zum Tode beitragende Krankheiten festzustellen (Kolkmann [57]). Auch die immense Bedeutung der Sektion als unentbehrliche Qualitätssicherungsmaßnahme sowie ihre Funktion für Lehre, Forschung und ärztliche Praxis in der Medizin ist mittlerweile unter den internationalen Autoren unumstritten (Holzner [45], Drexler et al. [27], Adler et al. [3], Scottolini & Weinstein [85], Anderson [5], Becker [11], Schuh et al. [81], David [22], Anderson et al. [6], Mehrhoff & Müller [65], Kolkmann [57]). Die Arbeiten von Pounder et al. [74], Thomas & Jungmann [94], Georgii [33], Modelmog et al. [67], Martini et al. [63], Sarode et al. [78], Grundmann [36], Martinez et al. [62], Blosser et al. [13], Burton et al. [18] und von Tsujimuraet al. [95] resümieren alle hinsichtlich der Wichtigkeit der Autopsie für die medizinische Betreuung der Patienten und dem Ergebnis, dass die Obduktion die bedeutsamste Qualitätskontrolle der klinischen Medizin darstellt. Viele der Autoren sind weiterhin davon überzeugt, dass auch die immer perfekteren technisch-apparativen diagnostischen Methoden den Stellenwert der Autopsie nicht gemindert haben. Ein weiteres Argument für die Sektion stellt deren statistische, wissenschaftliche, versicherungsrechtliche und gesundheitspolitische Bedeutung dar. Jonasson & Bjornsson [47], Modelmog et al. [67, 68] und Hjorth et al. [44] weisen ausdrücklich auf die Notwendigkeit hoher Obduktionsfrequenzen für aussagekräftige statistische Untersuchungen hinsichtlich Todesursachenstatistik und Fehldiagnosenhäufigkeit etc. hin. So ist beispielsweise die Todesursachenstatistik ein wichtiger Indikator für den Gesundheitszustand einer Bevölkerung und häufig die einzige medizinisch relevante, vollständige Möglichkeit zur Beschreibung des aktuellen Krankheitsspektrums in unserer Bevölkerung (Frenzel-Beyme et al. [31]). Denn jedes Zeitalter hat nach Gall [32] seine charakteristischen Erkrankungen und damit auch Fehldiagnosen, die letztlich vor allem durch die Autopsie dem Arzt vor Augen geführt werden. So gibt es immer wieder Erkrankungen, die im Laufe der Jahre an Bedeutung verlieren, während andere Krankheitsbilder aus den verschiedensten Gründen plötzlich an Relevanz gewinnen.

Der Berufsverband Deutscher Pathologen e. V. fordert eine Sektionsquote von mindestens 40 % für die Bundesrepublik Deutschland. Im Jahre 1999 lag diese bundesweit bei insgesamt nur 5,3 % (Statistisches Bundesamt [90]).

Zusammenfassend stellten Dohm [25] und Becker [11] die heutigen Aufgaben der Obduktion dar:

- Aufklärung von Krankheitsursachen, Krankheitsverlauf und Todesursachen.
- Qualitätskontrolle der modernen klinischen Diagnostik und Therapie (Wirkungen und Nebenwirkungen).
- Ausbildung, Weiterbildung und Erziehung der Medizinstudenten und Ärzte.
- Instrument ärztlicher Selbstkontrolle.

- Förderung des Verständnisses der Familie bei einem sonst ungeklärten Tod einschließlich tröstender Zuwendung.
- Hilfe für die Aufklärung der Angehörigen bei Erbkrankheiten und Klärung von Rentenfragen.
- Sicherung jeglicher Missdeutung (üble Nachrede für Angehörige und Krankenhaus).
- Lieferung grundlegender Daten für den Gesundheitsschutz.
- Entdeckung neuer, bisher unbekannter Krankheiten sowie eines Panorama- und Gestaltwandels der Krankheiten.

In der Präambel (§ 1) des 1996 in Berlin beschlossenen Sektionsgesetzes heißt es (Dietel [24]):

> „(Die) klinische Sektion ist die letzte ärztliche Handlung zugunsten des Patienten und der Allgemeinheit. … (Sie) dient der Qualitätskontrolle und Überprüfung ärztlichen Handelns im Hinblick auf die Diagnose, Therapie und Todesursache, Sie dient der Lehre und der Ausbildung, der Epidemiologie, der medizinischen Forschung sowie der Begutachtung."

1.8 Resümee

Es lässt sich feststellen, dass trotz der Vielzahl an diagnostischen Möglichkeiten, die dem klinisch tätigen Arzt heute routinemäßig zur Verfügung stehen, die Häufigkeit von Fehldiagnosen nicht abgenommen hat. Die Arbeiten von Goldman et al. [34], von Kirch & Schafii [55] und die an derselben Klinik 10 Jahre später durchgeführte Untersuchung zeigen (Kirch et al. [56)], dass die Fehldiagnosenrate über die vergangenen vier Dekaden konstant bei ca. 10 % liegt. Ursächlich hierfür kommen am ehesten Fehlinterpretationen und inadäquate Gewichtung von morphologischen, histologischen sowie Laborbefunden – andererseits vor allem die Geringschätzung bzw. Vernachlässigung der klassischen klinischen Untersuchungsmethoden (Anamnese, körperliche Untersuchung) – in Betracht. Des Weiteren mag auch das Desinteresse an der

Autopsie, der daraus resultierende Rückgang der Obduktionszahlen – und damit verbunden der Verlust einer unabhängigen Kontrollinstanz und Lernmöglichkeit für den Arzt – ursächlich beteiligt sein (Verlust des „errando discimus"). Je geringer die Möglichkeit einer Überprüfung der Diagnose durch andere Kollegen, Operation oder Autopsie, umso häufiger die Irrtümer. Diese Konfrontation mit der eigenen Unzulänglichkeit erzieht zu sorgfältigeren diagnostischen Überlegungen und dürfte somit dazu beitragen, die Fehldiagnosenhäufigkeit zu senken.

Zur Vermeidung von Fehldiagnosen sollten die folgenden Empfehlungen berücksichtigt werden, deren Handhabung in der Praxis durchaus nicht so selbstverständlich ist, wie es zunächst erscheinen mag:

1. Detaillierte Anamnese, klinischer Befund, Routinelabor, EKG, Röntgen-Thorax, US-Abdomen.
2. Adäquate Gewichtung vorhandener Informationen (Sutton's Law).
3. Frühzeitige Biopsien und Histologie.
4. Kein Routinekatalog diagnostischer Verrichtungen, individuelle Zuschneidung der Diagnostik.

Im Hinblick auf therapeutische Maßnahmen und deren Beeinflussung der Diagnostik hat Gross [35] die nachfolgenden Hinweise gegeben:

1. Keine symptomatische Behandlung ohne wenigstens eine Hypothese über die bestehende Ursache der Erkrankung (Arbeitsdiagnose).
2. Selbstbegrenzung etwaiger symptomatischer Maßnahmen auf zwei bis drei Wochen ohne Prolongierung im Falle eines Misserfolges.
3. Keine therapeutischen Maßnahmen, die die Diagnostik langfristig behindern.

Die Berücksichtigung dieser Hinweise und das Bewusstsein, dass Krankheiten dynamische Prozesse darstellen, sollten für den Arzt Anlass dazu sein, eine gestellte Diagnose kritisch zu hinterfragen und die Möglichkeit einer Fehldiagnose stets im Auge zu behalten. Weder die eigenen noch fremden Diagnosen dürfen einfach beibehalten bzw. übernommen werden. Auch das beste diagnostische Verfahren sollte den Kliniker nicht dazu verführen, den Blick vom Kranken abzuwenden.

Literatur

1. Abrams HL, McNeil BJ: Medical implications of computed tomography. N Engl J Med 1978; 298:255–261
2. Abramson JH, Sacks MI, Cahana E: Death certificate data as an indication of the presence of certain common diseases at death. J Chron Dis 1971; 24:417–431
3. Adler CP, Drexler H, Sandritter W: Autopsie und klinische Diagnose. Sektion zur Qualitätssicherung in der Medizin. Umschau 1981; 81:460–464
4. Ahronheim JC, Bernolc AS, Clark WD: Age trends in autopsy rates, striking decline in late life. J Am Med Ass 1983; 250:1182–1186
5. Anderson RE: The autopsy as an instrument of quality assessment. Classification of premortem and postmortem diagnostic discrepancies. Arch Pathol Lab Med 1984; 108:490–493
6. Anderson RE, Hill RB, Gorstein F: A model for the autopsy based quality assessment of medical diagnostics. Hum Pathol 1990; 21:174–181
7. Angrist A: What remedies for the ailling autopsy? J Am Med Ass 1965; 193:806–808
8. Battle M, Pathak D, Humble CG, Key CR, Vanatta PR, Hill RB, Anderson RE: Factors influencing discrepancies between premortem and post-mortem diagnoses. J Am Ass 1987; 258:339–344
9. Bauer FW, Robbins SL: An autopsy study of cancer patients. Accuracy of the clinical diagnoses (1955 to 1965) Boston City Hospital. J Am Med Ass 1972; 221:1471–1474
10. Beach Hazard J: The autopsy. J Am Med Ass 1965; 193:805–806
11. Becker V: Wozu noch Obduktionen? Dtsch Med Wochenschr 1986; 111:1507–1510
12. Beyer D: Neuere diagnostische Verfahren: Möglichkeiten und ihre Grenzen. Sonographie. Verh Ges Inn Med 1985; 95:75–83
13. Blosser SA, Zinnnerman HE, Stauffer JL: Do autopsies of critically ill patients reveal important findings that were clinically undetected? Crit Care Med 1998; 26:1332–1336
14. Britton M: Diagnostic errors discovered at autopsy. Acta Med Scand 1974; 196:203–210
15. Britton M: Clinical diagnostics; experience from 383 autopsied cases. Acta Med Scand 1974; 196:211–219
16. Bürger M: Klinische Fehldiagnosen. Stuttgart: Georg Thieme, 1953
17. Burrows S: The postmortem examination: Scientific necessity or folly? J Am Med Ass 1975; 233:441–443

18. Burton EC, Troxclair DA, Newman WP: Autopsy diagnosis of malignant neoplasms: how often are the clinical diagnosis incorrect? J Am Med Ass 1998; 280:1245 – 1248

19. Cabot RC: Diagnostic pitfalls identified during a study of 3000 autopsies J Am Med Ass 1912; 59:2295 – 2298

20. Cameron HM, McGoogan E, Watson H: Necropsy: a yardstick for clinical diagnosis. Brit Med J 1980; 281:985 – 988

21. Cameron HM, McGoogan E: A prospective study of 1152 hospital autopsies: I. Inaccuracies in death certification. J Pathol 1981; 133:273 – 283

22. David H: Wandlungen der Pathologie auf dem Weg vom 20. ins 21. Jahrhundert. Pathologe 1988; 9:65 – 69

23. Davidson CS: The autopsy in the age of molecular biology. J Am Med Ass 1965; 193:813 – 814

24. Dietel M: Kleine Klauseln, große Wirkung. Das Berliner Sektionsgesetz. Berliner Ärzte 1996; 9:19 – 21

25. Dohm G: Aufgaben und Bedeutung der Autopsie in der modernen Medizin. Dtsch Ärztebl 1980; 77:669 – 672

26. Dörner K: Fehldiagnosen bei Laboratoriumsbefunden. In: Fehldiagnosen in der Inneren Medizin, Kirch W (Hrsg), Fischer, Stuttgart 1992, S 289 – 306

27. Drexler H, Staeudinger M, Sandritter W: Autopsie und klinische Diagnose. Med Welt 1979; 30:1177 – 1183

28. Eisenmenger W: So mancher Tod ist nicht natürlich. Ther Gegenw 1988; 127:41 – 46

29. Ferlinz R, Schmidt W: Fehldiagnosen in der Pneumologie. Internist 1989; 30:228 – 236

30. Ferrucci JT Jr: Body ultrasonography. N Engl J Med 1979; 300: 538 – 542

31. Frentzel – Beyme R, Keil U, Pflanz M, Struba R, Wagner G: Mortalitätsdaten und Mortalitätstatistik. Münch Med Wschr 1980; 122: 901 – 906

32. Gall E: The necropsy as a tool in medical progress. Bull N Y Acad Med 1968; 44:808 – 829

33. Georgii A: Eröffnungsrede des Vorsitzenden. Verh Dtsch Ges Pathol 1990; 74:XLV – LI

34. Goldman L, Sayson R, Robbins S, Cohn LH, Bettmann M, Weisberg M: The value of the autopsy in three different eras. New Engl J Med 1983; 28:1000 – 1005

35. Gross R: Allgemeines über Fehldiagnosen. Internist 1989; 30:221 – 223

36. Grundmann E: Autopsy as Clinical Quality Control: A Study of 15,143 Autopsy Cases. in vivo 1994; 8:945 – 952

37. Gruver RH, Freis ED: A study of diagnostic errors. Ann Int Med 1957; 47:108 – 120

38. Gut AL, Ferreira AL, Montenegro MR: Autopsy: quality assurance in the ICU. Intensive Care Med 1999; 25:360–363

39. Hartveit F: Clinical and postmortem assessment of the cause of death. J Pathol 1977; 123:193–210

40. Hayward RA, Hofer TP: Estimating Hospital Deaths Due to Medical Errors. J Am Med Ass 2001; 286:415–420

41. Hedinger C: Autopsien – wertvoll oder entbehrlich? Schweiz. Med Wochenschr 1982; 112:70–75

42. Herman PG, Gerson DE, Hessel SJ: Disagreements in chest roentgen interpretation. CHEST 1975; 68:278–282

43. Heuck FHW: Informationswert neuer bildgebender Verfahren der Radiologie. Verh Dtsch Ges Inn Med 1985; 95:53–70

44. Hjorth L, Noer H, Rasmussen KS, Sorensen IM: Importance of the autopsy rate. A comparison between clinical assessment and findings at autopsies during the periods: 1 July 1980–30 June 1981 and 1 July 1990–30 June 1991. Ugeskr Laeger 1994; 156:4459–4461

45. Holzner JH: Die modernen Aufgaben der Obduktion in der Kontrolle des öffentlichen Gesundheitswesens. Virchows Arch [Pathol Anat] 1979; 383:69–76

46. James G, Patton RE, Heslin AS: Accuracy of cause–of–death statements on death certificates. Publ Hlth Rep (Wash) 1955; 70:39–51

47. Jonasson JG, Bjornsson J: Autopsy: clinicopathologial concordance and imaging techniques. IARC Sci Publ 1991; 112:91–98

48. Justine–Besancon L, Chretien J, Delavierre P: Communication. Bilan de 1000 confrontations anatomo–cliniques recents. Bull Acad Nat Med 1963; 147:330–338

49. Karsner HT, Rothschild L, Crump ES: Clinical diagnosis as compared with necropsy findngs im 600 cases. J Am Med Ass 1919; 73:666–669

50. Kelley CR, Mamlin JJ: Ambulatory medical care quality determination by diagnostic outcome. J Am Med Ass 1974; 227:1155–1157

51. Kirch E: Fehldiagnosen in der klinischen Medizin. Münch Med Wschr 1956; 98:1677–1681

52. Kirch W: Häufige Fehldiagnosen bei Fieber. Verh Dtsch Ges Inn Med 1989; 95:338–345

53. Kirch W: Der Begriff der Fehldiagnose. In: Fehldiagnosen in der Inneren Medizin, Kirch W (Hrsg), Fischer, Stuttgart 1992, S 1–10

54. Kirch W, Schafii C: Reflections on misdiagnosis. J Intern Med 1994; 235:399–404

55. Kirch W, Schafii C: Misdiagnosis at a university hospital in 4 medical eras: report on 400 cases. Medicine 1996; 75:29–40

56. Kirch W, Shapiro S, Fölsch U: Misdiagnosis at a university hospital in five medical eras. Autopsy–confirmed evaluation of 500 cases between 1959 and 1999/2000: a follow–up study. J Public Health 2004 3

57. Kolkmannn FW: Qualitätssicherung in der Pathologie. Pathologe 1991; 12:120–122

58. Krieg AF, Gambino R, Galen RS: Why are clinical labaratory tests performed? When are they valid? J Am Med Ass 1975; 233:76–78

59. Larson EB, Featherstone HJ, Petersdorf RG: Fever of undetermined origin: diagnosis and follow–up of 105 cases, 1970–1980. Medicine 1982; 61:269–293

60. Lundberg GD, Voigt GB: Reliability of a presumptive diagnosis in sudden unexpected death in adults. J Am Med Ass 1979; 242:2328–2330

61. Madoff, LC Kasper, DL: Einführung zu den Infektionskrankheiten: Wechselbeziehung zwischen Wirt und Parasit. In: Harrisons Innere Medizin, Fauci AS, Braunwald E, Isselbacher KJ, Wilson JD, Martin JB, Kasper DL, Hauser SL, Longo DL (Eds): 14. Aufl. 1999, London, McGraw–Hill, S 899–904

62. Martinez BJV, Botella GF, Aznar BJV, Sanchez NC, Barcelo CT, Gomez LM: The role of clinical autopsy in monitoring the quality of the clinical diagnosis in an emergency department. Ann Med Intern 1998; 15:179–182

63. Martini G, Valenti R, Giovani S, Leoncini L, Frediani B, Nuti R: An autopsy study of patients who died at the Medical Clinic of University of Siena from 1986 to 1989. Recenti Prog Med 1992; 83:185–188

64. McManus JFA: The autopsy as research. J Am Med Ass 1965; 193:808–810

65. Mehrhoff F, Müller KM: Klinische Sektionen: erlaubt, notwendig, verboten? Pathologe 1990; 11:131–136

66. Melichar F, Jedlicka V, Havlik L: A study of undiagnosed myocardial infarctions. Acta Med Scand 1963; 174:761–768

67. Modelmog D, Goertchen R, Steinhard K, Sinn HP, Stahr H: Vergleich der Mortalitätsstatistik einer Stadt bei unterschiedlicher Obduktionsquote (Görlitzer Studie). Pathologe 1991; 12:191–195

68. Modelmog D, Goertchen R: Der Stellenwert von Obduktionsergebnissen in Beziehung zu Sektionsfrequenz und amtlicher Todesursachenstatistik. Dtsch Ärztebl 1992; 89:3434–3440

69. Munck W: Autopsy finding and clinical diagnosis. A comparative study of 1000 cases. Acta Med Scand 1952; 133 Suppl 266:775 – 781

70. de Pangher Manzini V, Revignas MG, Brollo A: Diagnosis of malignant tumor: comparison between clinical and autopsy diagnoses. Hum Pathol 1995; 26:280 – 283

71. Pasternak RC, Braunwald E: Myokardinfarkt. In: Harrisons Innere Medizin, Fauci AS, Braunwald E, Isselbacher KJ, Wilson JD, Martin JB, Kasper DL, Hauser SL, Longo DL (Eds): 14. Aufl. 1999, London: McGraw – Hill, S 1596 – 1611

72. Pelletier LL Jr, Klutzow F, Lancaster H: The autopsy: it's role in the evaluation of patient care. J Gen Intern Med 1989; 4:300 – 303

73. Petersdorf RG, Beeson PB: Fever of unexplained origin: report of 100 cases. Medicine 1961; 40:1 – 30

74. Pounder DJ, Horowitz M, Rowland R, Rreid DP: The value of the autopsy in medical audit – a combined clinical and pathological assessment of 100 cases. Aust N Z J Med 1983; 13:478 – 482

75. Prutting J: Autopsies – benefits for clinicians. Amer J Clin Path 1978; 69:223 – 225

76. Robinson M J: Autopsy unending controversy. N Y St J Med 1976; 76:761 – 763

77. Rossi S, Reale D, Grandi E: Correlation of clinical diagnosis with autopsy findings. In: Riboli E, Delendi M (Eds): Autopsy in epidemiology and medical research. Lyon, IARC Scientif Publ 1991; 112:99 – 108

78. Sarode VR, Datta BN, Banerjee AK, Banerjee CK, Joshi K, Bhusnurmath B, Radotra BD: Autopsy findings and clinical diagnoses: a review of 1,000 cases. Hum Pathol 1993; 24:194 – 198

79. Schneiderman LJ, de Salvo L, Baylor S: The "abnormal" screening labaratory result. Arch Intern Med 1972; 129:88 – 90

80. Schölmerich J, Becher H, Witzig W: Einfluß bildgebender Verfahren auf die prämortale Diagnosesicherheit. Med Klin 1997; 92:394 – 400

81. Schrömbgens HH (Hrsg): Die Fehldiagnose in der Praxis. Stuttgart: Hippokrates Verlag, 1987, S 13 – 18

82. Schuh D, Herrmann WR, Kunz KD, Zotter S: Zur Bedeutung der Obduktion für die Qualitätssicherung der medizinischen Betreuung. Zentralbl Allg Pathol 1986; 132:253 – 265

83. Schulz N, Schaarschmidt W: Zur Relation zwischen klinischen und pathologisch – anatomischen Diagnosen in

der Todesursachenstatistik. Zbl ges Hyg 1970; 16:928–932

84. Schwartz WB, Wolfe HJ, Pauker SG: Pathology and probabilities: a new approach to interpreting and reporting biopsies. N Engl J Med 1981; 305:917–923

85. Scottolini AG: The autopsy: its role in modern medicine. Hawaii Med J 1976; 35:14–16

86. Scottolini AG, Weinstein SR: The autopsy in clinical quality control. J Am Med Ass 1983; 250:1192–1194

87. Sheehan MW: Diagnostic errors in clinical practice. Texas Med J 1978; 74:92–98

88. Showstack JA, Schroeder SA, Matsumoto MF: Changes in the use of medical technologies, 1972–1977: a study of 10 in patient diagnosis. N Engl J Med 1982; 306:706–712

89. Sonderegger–Iseli K, Burger S, Muntwyler J, Salomon F: Diagnostic errors in three medical eras: a necropsy study. Lancet 2000; 355:2027–2031

90. Statistisches Bundesamt, Wiesbaden: Statistisches Jahrbuch 2000. Stuttgart: Metzler–Poeschel, 2000. S 74

91. Stein PD, Goldhaber SZ, Henry JW, Miller AC: Arterial blood gas analysis in the assessment of suspected acute pulmonary embolism. CHEST 1996; 109:78–81

92. Swartout HO, Webster RG: To what degree are mortality statistics dependable? Amer J Publ Hlth 1940; 30:811–815

93. Tai DY, EI-Bilbeisi H, Tewari S, Mascha EJ, Wiedemann HP, Arroliga AC: A study of consecutive autopsies in a medical ICU: a comparison of clinical cause of death and autopsy diagnosis. CHEST 2001; 119:530–536

94. Thomas C, Jungmann D: Die klinische Obduktion. Med Welt 1985; 36:684–687

95. Tsujimura T, Yamada Y, Kubo M, Fushimi H, Kameyama M: Why couldn't an accurate diagnosis be made? An analysis of 1044 consecutive autopsy cases. Pathol Int 1999; 49:408–410

96. Vuichard P, Magnenat P, Schindler AM, Yersin B: Anatomo–clinical discordance: analysis of a series of consecutive autopsies. Schweiz Med Wochenschr 1992; 122:1869–1874

97. Wartman WB, Hellerstein HK: The incidence of heart disease in 2000 consecutive autopsies. Ann Intern Med 1948; 28:41–65

98. Wiener SL, Nathanson M: Physical examination – frequently observed errors. J Am Med Ass 1976; 236:852–855

99. Wilson RR: In defense of the autopsy. J Am Med Ass 1966; 196:1011–1012

100. Zöllner N: Häufige Fehldiagnosen in der Inneren Medizin. Verh Dtsch Ges Inn Med 1989; 95:337 – 338

2

Fehldiagnosen in der Kardiologie/Angiologie

Misdiagnoses in Cardiology/Angiology

J. Schweizer · A. Müller · G. Hellner · W. Volkmar · Chemnitz

Schlüsselwörter Fehldiagnosen, Kardiovaskuläre Symptome, Lymphome, Thyreotoxikose, Aortendissektion

Keywords *Misdiagnosis, Cardiovascular Symptoms, Lymphoma, Thyreotoxicosis, Aortic Dissection*

Korrespondenzadresse/
Address of Correspondence Professor Dr. Johannes Schweizer
Direktor, Klinik für Innere Medizin I
Klinikum Chemnitz gGmbH
Bürgerstraße 2
09113 Chemnitz
Deutschland

Zusammenfassung

Eine Diagnose wird aufgrund des Nachweises bestimmter Symptome und Befunde gestellt, wobei eigene Erfahrungen, geltende Lehrmeinungen und die Auswertung von Zusatzuntersuchungen zu deren Entstehung beitragen.

In drei Kasuistiken mit Symptomen, die primär auf kardiovaskuläre Ursachen zurückgeführt wurden, werden Anamnese und klinische Untersuchungsbefunde, einschließlich der Resultate von bildgebender Diagnostik präsentiert, mögliche Differentialdiagnosen diskutiert und die gestellten Fehldiagnosen aufgezeigt.

1. Ein 69-jähriger Patient mit bekannter koronarer Herzerkrankung und kardiovaskulären Risikofaktoren (insulinpflichtiger Diabetes mellitus, arterielle Hypertonie) wurde ambulant wegen fieberhafter Temperaturen unter der Verdachtsdiagnose eines bronchopulmonalen Infekts mit Antibiotika behandelt. Wegen therapieresistenten Fiebers kam er unter Endokarditis-Verdacht zur stationären Aufnahme. Differentialdiagnostisch werden mögliche Ursachen des unklaren Fiebers diskutiert. Letztlich wird anhand der Ergebnisse der bildgebenden Diagnostik und laborchemischer Parameter die Diagnose eines hochmalignen **Non-Hodgkin-Lymphoms** gestellt.

2. Eine 56-jährige Frau klagte seit mehreren Wochen über eine zunehmende Gewichtsabnahme. Wenige Tage vor der stationären Aufnahme entwickelte sie rasch progredient Luftnot, Thoraxschmerzen sowie verschiedene gastrointestinale Symptome. Bei der stationären Aufnahme musste die Patientin wegen einer massiven Verschlechterung der Herz-Kreislaufsituation reanimiert werden. Nach der erfolgreichen Reanimation entwickelte sie ein Multiorganversagen. Mit Hilfe von weiterführenden klinischen und paraklinischen Befunden werden mögliche Differentialdiagnosen erwogen und letztlich die Diagnose einer **thyreotoxischen Krise** gestellt.

3. Ein 50-jähriger Mann mit arterieller Hypertonie, Alkoholanamnese und bekanntem Morbus Scheuermann kam wegen akuten Schmerzen im Bereich der unteren Thoraxapertur mit Ausstrahlung in den Rücken zur stationären Aufnahme. Die Einweisung erfolgte unter den Differentialdiagnosen akuter Myocardinfarkt bzw. Magenperforation. Während des weiteren stationären Verlaufes konnte mit Hilfe von morphologischen diagnostischen Verfahren die Diagnose **disseziierendes Aortenaneurysma** gestellt werden.

Zusammenfassend zeigen die geschilderten Fälle, dass kardiovaskuläre Symptome diagnostisch irreführend sein und Anlass für Fehldiagnosen geben können.

Abstract

Diagnoses are based on symptoms and clinical examinations. The physician's own experience, leading opinions and additional procedures contribute to diagnostic decision making. We present 3 patients showing symptoms which were falsely attributed to the cardiovascular system. Medical history, results of clinical examinations comprising imaging and corresponding differential diagnoses as well as misdiagnoses are given.

1. A 69 year old male patient with known coronary artery disease, diabetes mellitus and arterial hypertension was treated with antibiotics by his general practitioner because of the occurrence of fever. The corresponding diagnostic assumption was bronchopulmonary infection in the first instance. Subsequently, endocarditis was hypothesized as the fever did not resolve.The patient was admitted to a hospital and various reasons for fever of unknown origin were taken into consideration. Finally, a high-grade **Non-Hodgkin-lymphoma** was diagnosed by means of imaging procedures and laboratory analyses.

2. A 56 year old female patient complained about weight loss lasting since several weeks. She developed dyspnoea, thoracic pain and several gastrointestinal disturbances within a few days preceding hospital admission. The patient had to be resuscitated due to worsening of her cardiovascular situation. Subsequently, she developed failure of multiple organs. Possible diagnoses were considered by means of additional clinical investigations and paraclinical procedures. Finally, a **thyreotoxic crisis** could be diagnosed.

3. A fifty year old male patient with a known history of arterial hypertension, alcohol abuse and Scheuermann disease was admitted to hospital because of acute pain in the upper thoracical apertura radiating into the back. The patient was referred to a hospital under

the assumption of an acute myocardial infarction or a perforation of the stomach. A **dissectic aortic aneurysm** could be diagnosed by means of morphological diagnostic procedures.

Taken as a whole, these cases demonstrate that cardiovascular symptoms can be misleading and may cause misdiagnoses.

Bei der Betrachtung der Begriffe „Diagnose" und „Krankheit" muss man sich bewusst sein, dass die „Erkrankung" ein bei einem Patienten ablaufender dynamischer Prozess ist, während die „Diagnose" eine definitive Kennzeichnung dieses Geschehens ist. Eine Fehldiagnose kommt dann zustande, wenn aus den erkennbaren Befunden und den damit verbundenen Überlegungen falsche Schlussfolgerungen gezogen werden. Demzufolge muss jeder Arzt bemüht sein, anamnestische und klinische Daten des Patienten präzise zu erheben und sie adäquat zu gewichten, eigene Erfahrungen für die Diagnosestellung zu nutzen sowie die derzeit geltende Lehrmeinung zu den in Frage kommenden Erkrankungen zu kennen. Diese Forderung ist um so bedeutsamer, da sich im täglichen Routinebetrieb beim ständigen Umgang mit den Patienten sehr schnell Defizite in den vier genannten Punkten einstellen können.

Die Situation des Diagnostikers ist oftmals vielschichtig und diffizil. Viele Erkrankungen verlaufen, insbesondere zu Beginn, mono- bzw. oligosymptomatisch. Daher ist es verständlich, dass in der Regel nicht seltene Erkrankungen, sondern atypische (oligosymptomatische) Verlaufsformen und Manifestationen geläufiger Krankheiten zu Fehldiagnosen führen. Werden die ohnehin spärlich vorhandenen Symptome nicht richtig interpretiert, so sind falsche diagnostische Schlussfolgerungen möglich (Petersdorf und Beeson, 1961). Beispiele hierfür werden im Verlaufe des folgenden Kapitels aufgezeigt, wobei letztlich deutlich wird, dass das Thema Fehldiagnose von der Kasuistik lebt.

Erhöhte Körpertemperaturen können bei einem Patienten ohne weitere Beschwerden oder klinische Befunde auftreten (monosymptomatisches Fieber), sie können aber auch mit einem oder mehreren Begleitsymptomen einhergehen (polysymptomatisches Fieber). Dieser Unterscheidung kommt im Hinblick auf die diagnostische Klärung von febrilen Zuständen eine größere Bedeutung zu als der Betrachtung der Höhe (z. B. subfebril, septisch), der Dauer oder des Typs des Fiebers (Febris undulans, continua, recurrens usw.; Winckelmann, 1989). Kann aufgrund der genannten Gesichtspunkte und weiterer diagnostischer Maßnahmen der Status febrilis auf keine bestimmte Erkrankung zurückgeführt werden, so spricht man vom „Fieber unklarer Ätiologie". Dieses ist nach Petersdorf und Beeson folgendermaßen definiert: „Temperaturen von über 38,3 °C (101 ° Fahrenheit), die seit mindestens drei Wochen bestehen und trotz einer mehr als einwöchigen stationären Diagnostik nicht abgeklärt werden konnten" (Petersdorf und Beeson, 1961).

Für Fehldiagnosen bei Patienten mit Fieber kommen differentialdiagnostisch Infektionen, maligne Geschehen, Erkrankungen des rheumatischen Formenkreises (Kollagenosen) sowie seltenere Ursachen wie das Febris factitia, Arzneimittel-induziertes Fieber u.a.m. in Betracht (Brush und Weinstein, 1988; ❯ *Tab. 2.1*).

Im Folgenden soll die diagnostische Entwicklung eines Patienten mit primär bestehenden kardiovaskulären Erkrankungen und Fieber als Leitsymptom geschildert werden.

Kasuistik I

Ein 69-jähriger Patient mit bekannter koronarer Herzerkrankung und kardiovaskulären Risikofaktoren (insulinpflichtiger Diabetes mellitus, arterieller Hypertonie) wurde ambulant wegen fieberhaften Temperaturen unter dem Verdacht auf einen bronchopulmonalen Infekt über 10 Wochen mit verschiedenen Antibiotika behandelt. Wegen therapieresistenten Fiebers kam er unter Endokarditis-Verdacht zur stationären Aufnahme. Bei der Aufnahmeuntersuchung wurden **subfebrile Temperaturen** gemessen. Der Patient klagte über Hustenreiz ohne Auswurf. Eine Gewichtsabnahme war nicht eruierbar. Auch eine Leistungsminderung wurde nicht angegeben. Vorausgegangene Auslandsreisen wurden verneint. Unter der Verdachtsdiagnose persistierende subfebrile Temperaturen unklarer Ätiologie kamen zunächst folgende wichtige Differentialdiagnosen in Betracht:
1. Bronchopulmonaler Infekt (bakteriell)
2. Sinubronchiales Syndrom (bakteriell)

◘ Tab. 2.1

Durch Verlauf und weitere Diagnostik definitiv gefundene Ursachen für zuvor als „Fieber unklarer Ätiologie" bezeichnete Erkrankungszustände (nach Brush und Weinstein, 1988)

Infektionen (30 – 40 %)	Hepatobiliäre Infektionen Abdominalabszesse Urogenitaltrakt Extrapulmonale Tuberkulose Cytomegalie HIV-Infektion Rheumatisches Fieber Typhus Infektiöse Mononukleose
Kollagenosen/Vaskulitiden (10 – 15 %)	Riesenzellarteriitis Juvenile rheumatoide Arthritis Systemischer Lupus erythematodes
Malignome (20 – 30 %)	Lymphome Hepatome
Verschiedenes (10 – 20 %)	Granulomatöse Erkrankungen (nicht-infektiös) Sarkoidose Entzündliche Gelenkveränderungen Lungenembolien Thyreoiditis Retroperitoneale Hämatome

3. Bakteriell bedingte Erkrankungen anderer Lokalisationen, z. B. Endokarditis lenta
4. Virale Infektion
5. Nicht bakteriell und nicht viral bedingte Infektion
6. Malignom
7. Autoimmunerkrankung
8. Immundefekt

Klinischer Untersuchungsbefund:

Der normosome Patient befand sich in gutem Allgemein- und Kräftezustand. Er zeigte keine Zeichen einer Dyspnoe, keine Zyanose, kein Ikterus, keine Ödeme, kein Meningismus. Nasennebenhöhlen und Rachen unauffällig. Über den Lungen war Vesikuläratmen ohne Nebengeräusche auskultierbar. Die Herztöne waren auskultatorisch rein mit einer normofrequenten rhythmischen Herzaktion, RR 130/80 mmHg seitengleich im Liegen.

Bei der Palpation des Abdomens zeigte sich die Leberbegrenzung bei tiefer Inspiration unter dem rechten Rippenbogen. Es fand sich weiterhin eine **tastbare Milz** als auffälliger klinischer Befund. Nierenlager bds. keine Klopfschmerzhaftigkeit. Peripher keine tastbaren Lymphknotenschwellungen. Die klinische Untersuchung bestätigte im Wesentlichen die angenommenen Differentialdiagnosen, wobei wegen der Splenomegalie besonders eine bakteriell bedingte Erkrankung anderer Lokalisation, z. B. Endokarditis lenta, eine Autoimmunerkrankung sowie eine Hämoblastose in Betracht kam.

Laborchemisch wurden folgende Laborbefunde erhoben (SI-Einheiten, in Klammern Normwerte): Pathologische Befunde: Hb 6,1 mmol/l (8,6 – 11,0), Leukozyten 3,5 Gpt/l (3,8 – 9,8), Neutrophile Granulozyten 0,50 % (0,42 – 0,75), Lymphozyten 0,16 % (0,2 – 0,42), Monozyten 0,30 % (0,0 – 0,1), Eosinophile Granulozyten 0,04 % (0,0 – 0,5), Basophile Granulozyten 0,00 % (0,00 – 0,02), Thrombozyten 76 Gpt/l (140 – 400), ASAT 1,20 µkat/l (0,30 – 1,0), ALAT 1,61 µkat/l (0,40 – 1,20), LDH 14,5 µkat/l (5,2 – 10,3), Gesamteiweiß 60 g/l (66 – 83), α 1-Globulin 3,6 % (1,4 – v2,9). Normalbefunde von Blutsenkungsreaktion, C-reaktivem Protein, Elektrolyten, Serumkreatinin, Gerinnungsparametern, Alpha-2-Globulin, Beta-Globulinen, Gamma-Globulinen, Serumharnsäure, Serumbilirubin, alkalischer Phosphatase, Urinstatus. Blutkulturen ohne Erregernachweis.

Die bakterielle Endokarditis konnte ausgeschlossen werden durch:
a) eine unauffällige transthorakale Echokardiographie

b) zusätzlich durch eine unauffällige transoesophageale Echokardiographie
c) unauffällige Blutkulturen

◘ **Abb. 2.1**

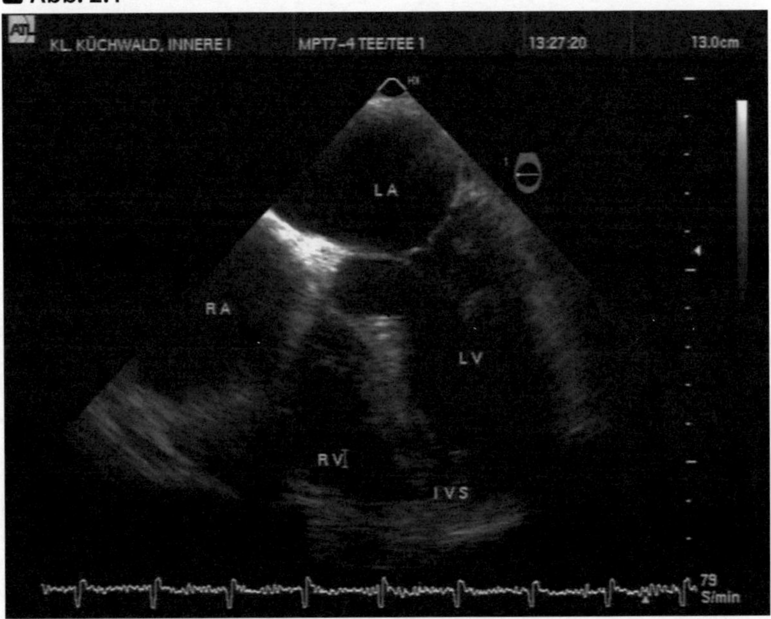

Transoesophageale Echokardiographie, Normalbefund

Weiterführende Befunde der **bildgebenden Diagnostik:**
Abdomensonographie: Raumforderung retroperitoneal sowie eine Splenomegalie
Abdomen-CT: Retroperitoneales Lymphom (❯ *Abb. 2.2*)

Röntgen-Thorax: Regelrechte Herzgröße, keine pathologischen Herdschatten über beiden Lungenfeldern.

Entsprechend der Abdomen-Sonographie und dem Computertomogramm des Abdomens wurde die Arbeitsdiagnose malignes Lymphom gestellt.

Diese Diagnose wurde durch eine Knochenmarkbiopsie und Beckenkamm-Histologie bestätigt. In der Beckenkamm-Histologie zeigte sich ein hochmalignes **Non-Hodgkin-Lymphom**. Unter einer Chemotherapie konnte nach drei Monaten eine Remission erreicht werden.

◘ Abb. 2.2

vor Chemotherapie   nach Chemotherapie

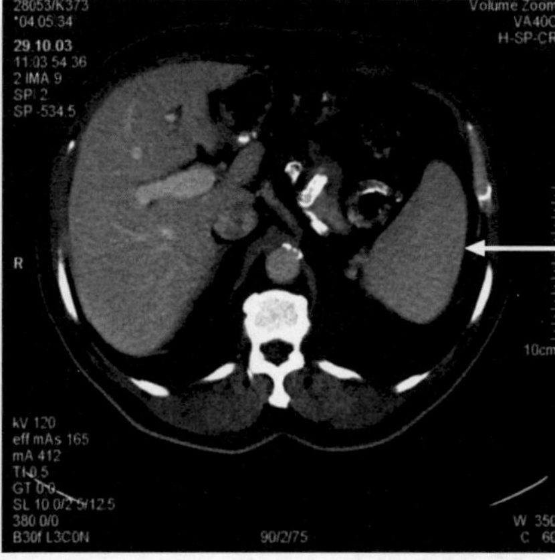

Splenomegalie, Abdomen-CT

◘ Abb. 2.3

vor Chemotherapie   nach Chemotherapie

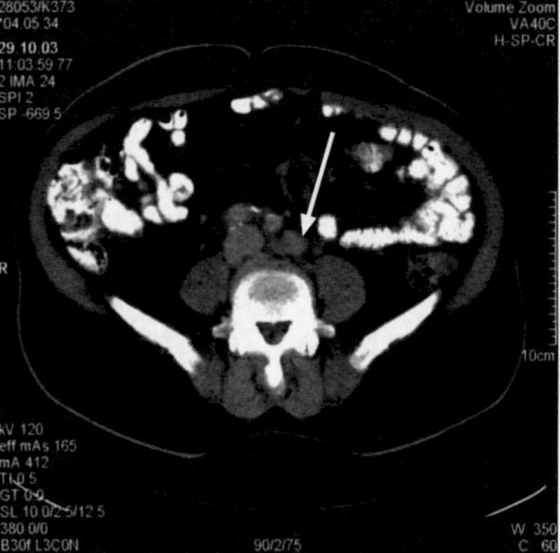

Retroperitoneales Lymphom, Abdomen-CT

Zusammenfassend wurde über einen Patienten mit koronarer Herzkrankheit, arterieller Hypertonie und Diabetes mellitus berichtet, der wegen der genannten zugrunde liegenden Erkrankungen primär von Kardiologen betreut und diagnostiziert wurde. Als Leitsymptome bestanden bei dem Patienten febrile Temperaturen, weswegen die Kardiologen bei Fehlen weiterer Beschwerden (**monosymptomatisches Fieber**) u. a. den Verdacht auf eine Endokarditis äußerten. Weitere morphologische und bioptische diagnostische Maßnahmen führten letztlich zur definitiven Diagnose eines **Non-Hodgkin-Lymphoms,** – einer für ein monosymptomatisches Fieber nicht untypischen Erkrankung.

Das praktische Vorgehen bei der Diagnosestellung wird von den vorliegenden Beschwerden des Patienten bestimmt. Das Leitsymptom kann sich sowohl aus der Anamneseerhebung (z. B. thorakaler Schmerz), der physikalischen Untersuchung oder auch z. B. aus laborchemischen Resultaten ergeben. Patient und Arzt denken bei thorakalen Schmerzen meist an primär kardiale Erkrankungen, insbesondere an das Vorliegen einer Angina pectoris. Der koronaren Herzerkrankung wird zurecht besondere Aufmerksamkeit gewidmet. Allerdings besteht die Gefahr, dass eine thorakale Symptomatik nach Ausschluss eines Myokardinfarktes für nebensächlich gehalten und als harmlos eingeschätzt wird, obwohl anderweitige gravierende Erkrankungen – sei es kardialer oder extrakardialer Genese – vorliegen können. Darüber hinaus sind Patienten, die wegen thorakaler Schmerzen und/oder Dyspnoe den Arzt konsultieren, so zahlreich, dass die diagnostische Abklärung der Beschwerden in Routine erstarrt, dem einzelnen Patienten – insbesondere hinsichtlich der Anamneseerhebung und der körperlichen Untersuchung – nicht gerecht wird und somit einer Fehldiagnose Vorschub geleistet wird (Nellessen, 1992). Eine weitere Fehlermöglichkeit besteht in der Tendenz, einem der vielen diagnostischen Verfahren generell Priorität einzuräumen, so dass eine einseitige, **schablonenhafte Beurteilung** resultiert und sehr schnell eine Zweiterkrankung übersehen wird. Die heute so vielfältigen diagnostischen Möglichkeiten – angefangen beim EKG und Belastungs-EKG über Röntgenuntersuchungen,

Computertomographie, Echokardiographie und invasive Katheterdiagnostik – bieten nicht nur den Vorteil einer besseren Erfassung der der Symptomatik zugrunde liegenden Ursache, sondern bergen bei ungenügender Beherrschung der verwendeten diagnostischen Technik die Gefahr der Fehlinterpretation mit daraus resultierenden diagnostischen Irrtümern. Der beste Weg, dies zu vermeiden, besteht in der kritischen Beurteilung und Abwägung aller erhobenen Befunde, wobei einer guten Anamneseerhebung und einer sorgfältigen physikalischen Untersuchung einschließlich der Auskultation nach wie vor die größte Bedeutung zukommt (Kirch et al., 2004).

In der im Folgenden geschilderten Kasuistik II wird der diagnostische Prozess eines Patienten mit vermeintlich kardiologischen Leitsymptomen präsentiert. Die nicht ausreichende Würdigung weiterer beim Patienten vorhandener Beschwerden führte bei ihm zu diagnostischen Fehleinschätzungen und zur verzögerten Identifizierung der definitiven Diagnose, was fast einem letalen Verlauf zur Folge gehabt hätte.

Kasuistik II

Eine 56-jährige adipöse Patientin sollte wegen einer über ca. zwölf Wochen sich entwickelnden **Gewichtsabnahme** von insgesamt 15 kg einer stationäre Diagnostik zugeführt werden. Die stationäre Einweisung erfolgte vor dem geplanten Aufnahmedatum wegen einer rasch progredienten Dyspnoe, die mit Thoraxschmerzen einherging. Zur genannten Beschwerdesymptomatik kamen Erbrechen und Durchfall hinzu. Anamnestisch bestand bei der Patientin eine schwer einstellbare **arterielle Hypertonie.**

Bei der **klinischen Untersuchung** fand sich eine Patientin in adipösem Ernährungszustand bei deutlicher Reduktion des Allgemeinzustandes. Im Liegen war eine Halsvenenstauung bds. nachweisbar, der Blutdruck betrug 70/40 mmHg seitengleich. Auskultatorisch waren die Herztöne leise und die Herzfrequenz bei 170 Schlägen/min. arrhythmisch. Es fand sich ein zentral-peripheres Pulsdefizit von 70 Schlägen/min. Über den Lungen war ein Vesikuläratmen ohne pathologische Nebengeräusche auskultierbar. Palpatorisch war die Leber bei tiefer Inspiration 3 cm unter dem rechten Rippenbogen palpabel. Die Milz war nicht palpabel. Des Weiteren zeigten sich geringgradige Unterschenkelödeme beidseits sowie eine diskrete **Struma diffusa** ohne palpable Knoten.

Unter Berücksichtigung der Anamnese und des klinischen Befunds wurden zunächst folgende Differentialdiagnosen gestellt:

1. Akutes Koronarsyndrom mit Herzinsuffizienz
2. Kardiale Dekompensation bei Verdacht auf Myokarditis
3. Zustand nach hypertensiver Krise
4. Lungenembolie
5. Hyperthyreose
6. Sepsis

Am Aufnahmetag wurden folgende laborchemischen Befunde erhoben (SI-Einheiten): D-Dimer 16956 µg/l (< 190), Hb 7,4 mmol/l (8,6 – 11,0), Troponin I 1,47 µg/l (< 0,040), Leukozyten Gpt/l (3,8 – 9,8), Myoglobin 4470 µg/l (0,0 – 70,0), Thrombozyten 103 Gpt/l (140 – 400), LDH 963 µkat/l (5,2 – 10,3), CRP 17,0 mg/l (0,0 – 8,2), ASAT 175,4 µkat/l (0,30 – 1,0) Procalzitonin 3,8 µg/l (< 0,5), ALAT 96,6 (0,40 – 1,20) µkat/l, TZW 20 % (70 – 130), CK 20,5 µkat/l (0,90 – 2,80), ATIII 33 % (75 – 125). Normalbefunde von Serumkreatinin, alkalischer Phosphatase, Serumbilirubin, Lipase, Fibrinogen.

Entsprechend den erhobenen laborchemischen Befunden wurden im Weiteren folgende Differentialdiagnosen in Betrachtung gezogen:

1. Akutes Koronarsyndrom mit Herzinsuffizienz
2. Kardiale Dekompensation bei Verdacht auf Myokarditis
3. Hypertensive Krise mit dekompensierter hypertoner Herzkrankheit
4. Lungenembolie
5. Hyperthyreose
6. Sepsis

Weiterführende paraklinische Befunde: im EKG zeigten sich im Aufnahmebefund eine Tachykardie sowie eine pankardiale Repolarisationsstörung.

Ein Kontroll-EKG, was wenige Stunden später geschrieben wurde, zeigte ein intermittierendes Vorhofflimmern/Vorhofflattern sowie eine Zunahme der linksventrikulären Repolarisationsstörungen.

◘ Abb. 2.4

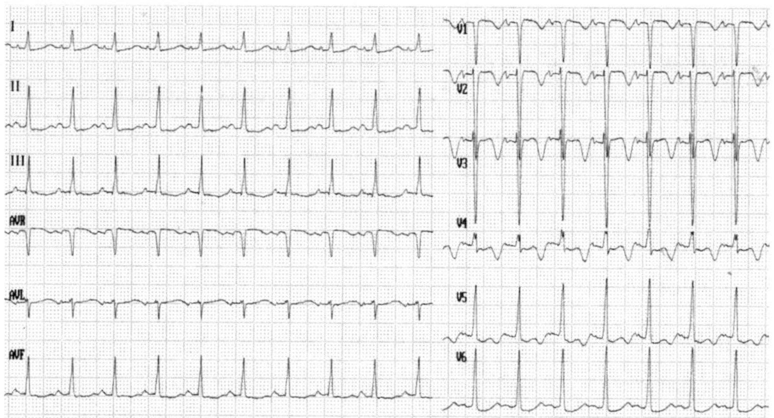

Aufnahme-EKG: Tachykardie, pankardiale Repolarisationsstörung

◘ Abb. 2.5

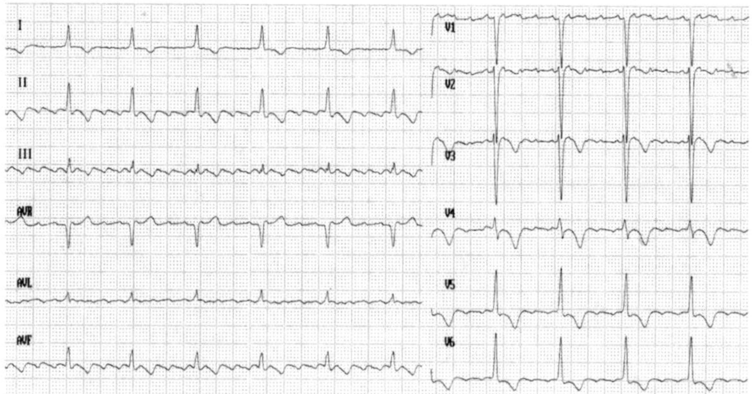

Aufnahme-EKG: Intermittierendes Vorhofflimmern/Vorhofflattern; Zunahme der linksventrikulären Repolarisationsstörung

In der **Echokardiographie** zeigte sich eine **globale Hypokinesie** des linken Ventrikels mit einer deutlich reduzierten Ejektionsfraktion von 24 % nach Simpson.

▣ Abb. 2.6

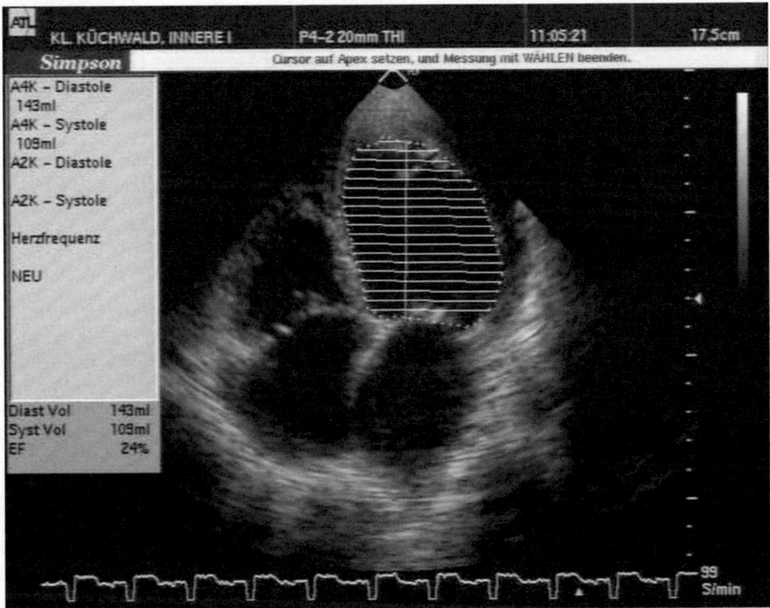

Echokardiographie: globale Hypokinesie des linken Ventrikels mit EF 24 % (n. Simpson)

Die farbcodierte Duplexsonographie der tiefen Bein- und Beckenvenen ergaben keinen Nachweis einer tiefen Beinvenenthrombose.

Verlauf:
Auf Grund der Thoraxschmerzen und der instabilen Kreislaufssituation wurde zunächst eine Linksherzkatheteruntersuchung unter der Verdachtsdiagnose akutes Koronarsyndrom durchgeführt, die unauffällige Koronargefäße zeigte. Die gleichzeitig veranlasste Pulmonalisangiographie zeigte unauffällige Pulmonalarterien, insbesondere kein Nachweis für stattgehabte Lungenembolien.

Noch während der Koronarangiographie entwickelte die Patientin eine Asystolie und konnte erfolgreich reanimiert werden. Die Patientin wurde intubiert und unter maschineller Beatmung in unsere Einrichtung verlegt. Wegen des **kardiogenen Schocks** bekam sie initial hochdosiert Katecholamine. Noch am ersten stationären Behandlungstag kam es zu einem Multiorganversagen mit respiratorischer Insuffizienz, akutem Nierenversagen, Leberversagen (Ikterus und Synthesestörung) sowie mit einer ausgeprägten Verbrauchskoagulopathie. Deshalb wurde eine Hämodialysehandlung sowie eine Substitution der Gerinnungsfaktoren erforderlich. Jetzt fanden sich laborchemisch bezüglich der Schilddrüsenfunktion folgende Werte (SI-Einheiten): TSH 0 mU/l (0,30 – 3,00), T3 1,54 nmol/l (1,20 – 3,40), fT4 87,3 nmol/l (7,7 – 29,0) sowie AK gegen thyreoidale Peroxidase 1441 U/ml.

Unter der definitiven Diagnose **thyreotoxische Krise** bei Immun-Hyperthyreose wurde eine Behandlung mit Carbimazol intravenös, Betablockern, Hydrocortison und eine Antibiotikagabe eingeleitet. Die Substitution der Gerinnungsfaktoren sowie die Hämodialysebehandlung mussten fortgesetzt werden.

Weitere Therapie und Verlauf:
Die Patientin wurde über 24 Tage maschinell beatmet und musste für 13 Tage hämodialysiert werden. Sie verbrachte 41 Tage auf der Intensivstation, die stationäre Behandlung erstreckte sich insgesamt über 70 Tage. Die Patientin konnte danach in einem guten Allgemein-, Ernährungs- und Kräftezustand in die Anschlussbehandlung verlegt werden. Bei Entlassung war sie euthyreot bei normofrequentem Sinusrhythmus, normotonsiven Blutdruckwerten, einem diskreten Ikterus, unauffälligen Gerinnungsparametern sowie einer normalen Nierenfunktion (❯ *Abb. 2.7*).

Zusammenfassend lässt sich sagen, dass Schilddrüsenerkrankungen die häufigsten endokrinologischen Diagnosen in Jodmangelgebieten darstellen. Eine umfangreiche Studie bei 8.501 Patienten mit Schilddrüsenerkrankungen aus einer endokrinologischen Fachpraxis ergab

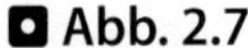 **Abb. 2.7**

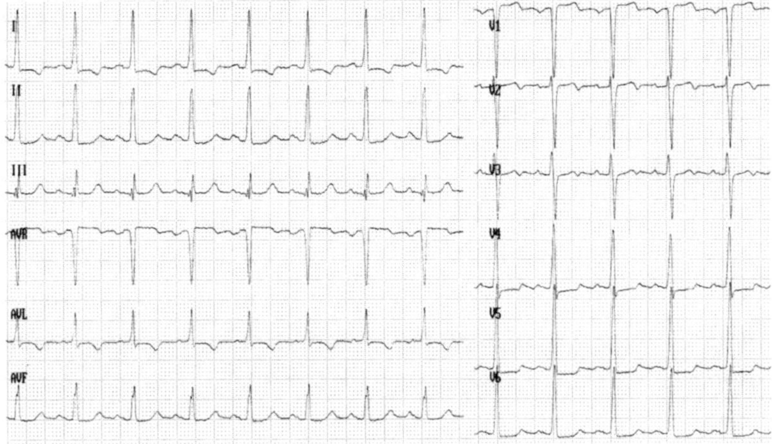

**Entlassungs-EKG, Entlassungsbefund: Sinusrhythmus,
Repolarisationsstörungen regredient**

eine Fehldiagnosen- und Fehltherapierate von insgesamt etwa 10 %
(Wenzel und Riedemann, 1981; 478 [5,6 %] Fehldiagnosen und 495
[5,8 %] Fehltherapien). Im vorliegenden Fall hat die vordergründige
Würdigung kardiologischer Befunde und die nicht ausreichende Beachtung weiterer nicht kardialer Symptome das Erkennen einer beina-
he letal verlaufenen Thyreotoxikose um Wochen verzögert.

Bei unklaren thorakalen Beschwerden wird – wie schon gesagt – insbesondere beim älteren Patienten, die Risikofaktoren für eine koronare
Herzkrankheit aufweisen, an das Vorliegen einer koronaren Herzkrankheit gedacht. Diese lässt sich schnell und mit hoher Zuverlässigkeit
durch ein Belastungs-EKG (Ausbelastung, kein Digitalis) nachweisen
oder ausschließen. Lungenembolien sowie Ulcera ventriculi sive duo-
deni sind in die differential-diagnostischen Erwägungen einzubeziehen,
wenn thorakale und am thorakal/abdominellen Übergang lokalisierte
Schmerzen vorliegen. Schließlich können angiologische Erkrankungen
mit einer Reihe von Symptomen einhergehen, die fälschlicherweise auf

kardiale oder pulmonale Ursachen zurückgeführt werden und somit zu diagnostischen Irrtümern Veranlassung geben (Bruhn, 1992, Kirch und Schafii, 1994, 1996).

Kasuistik III

Ein 50-jähriger Patient mit einer seit zehn Jahren bestehenden arteriellen Hypertonie, einer mäßiggradigen Adipositas sowie Alkoholanamnese kam wegen akut aufgetretener Schmerzen im Bereich der unteren Thoraxapertur mit Ausstrahlung in den Rücken zur stationären Aufnahme. Die Schmerzsymptomatik entstand unmittelbar nach einer körperlichen Belastung. Anamnestisch erwähnenswert waren bei dem Patienten ein Morbus Scheuermann sowie der Zustand nach Cholecystektomie. Die arterielle Hypertonie wurde zur Zeit der stationären Aufnahme mit vier verschiedenen Antihypertensiva behandelt.

Es wurden folgende wesentliche Differentialdiagnosen in Betracht gezogen:
1. Akuter Myokardinfarkt
2. Magenperforation
3. Vertebrogenes Schmerzsyndrom
4. Aortendissektion
5. Akute Pankreatitis

Die **klinische Untersuchung** zeigte einen geringgradig adipösen Patienten mit reduziertem

Allgemeinzustand, keine kardiopulmonalen Insuffizienzzeichen. Über dem Herzen fanden sich auskultatorisch unauffällige Herztöne und eine rhythmische Herzaktion. Die Herzfrequenz betrug 100/min. Der Blutdruck wurde mit 220/135 mmHg seitengleich gemessen. Über den Lungen waren Vesikuläratmen und keine pathologischen Nebengeräusche auskultierbar. Palpatorisch war der untere Leberrand 5 cm unterhalb des rechten Rippenbogen bei tiefer Inspiration palpabel, die

Milz war nicht tastbar, Bauchdecken weich, keine Druckschmerzhaftigkeit, keine Abwehrspannung. Peristaltik regelrecht. Die Resultate der laborchemischen Befunde waren:

Leukozyten 11,5 (3,8 – 9,8) Gpt/l, Serumbilirubin 47,3 µmol/l (3,0 – 22,0), ALAT 1,09 µkat/l (0,40 – 1,20), Gamma-GT 2,50 µkat/l (0,25 – 1,22), LDH 13,2 µkat/l (5,2 – 10,3), ASAT 0,79 µkat/l (0,3 – 1,0). Normalbefunde von Troponin I, CK, CK-MB, Serumamylase, Lipase, Hb, Thrombozyten, Blutsenkungsreaktion, Gesamtweiß, Serumelektrophorese, Serumelektrolyten, Serumkreatinin, Schilddrüsenhormonen, Adrenalin/Natrium im Urin, Vanillinmandelsäure im Urin. Im Ruhe-EKG zeigte sich eine linksventrikuläre Hypertrophie.

Folgende differentialdiagnostischen Erwägungen wurden in Betracht gezogen:

1. Vertebrogenes Schmerzsyndrom
2. Aortendissektion

◘ Abb. 2.8

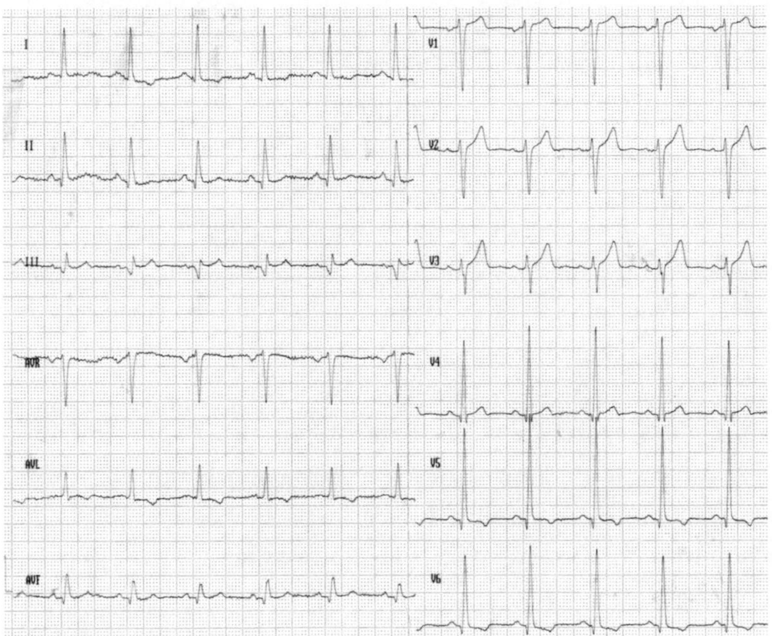

Aufnahme-EKG: Zeichen der linksventrikulären Hypertrophie

In der Echokardiographie zeigte sich gleichfalls eine linksventrikuläre Hypertrophie bei normaler Ejektionsfraktion.

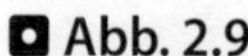 **Abb. 2.9**

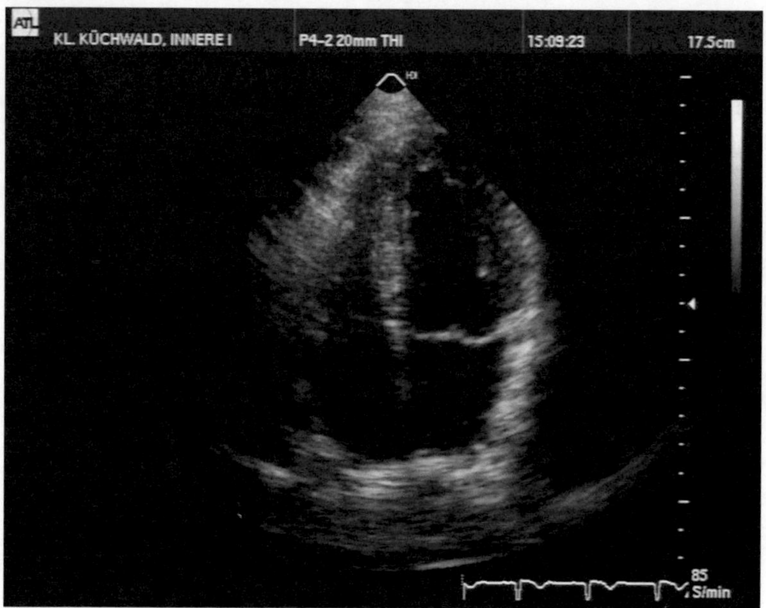

Echokardiographie: linksventrikuläre Hypertrophie, normale EF

Weiterführende bildgebende Diagnostik:
Die Röntgen-Thorax-Aufnahme zeigte ein linksventrikulär belastetes Herz ohne eindeutigen Hinweis für eine Aortendissketion (❯ *Abb. 2.10*).

Auch im CT des Thorax zeigte sich am Aufnahmetag kein Anhalt für eine Aortendissektion. Zusätzliche apparative bildgebende Diagnostik: Röntgen Abdomen: Kein Anhalt für Perforation. Röntgen BWS/LWS: Osteochondrose mit Einengung der Neuroforamina.

◘ Abb. 2.10

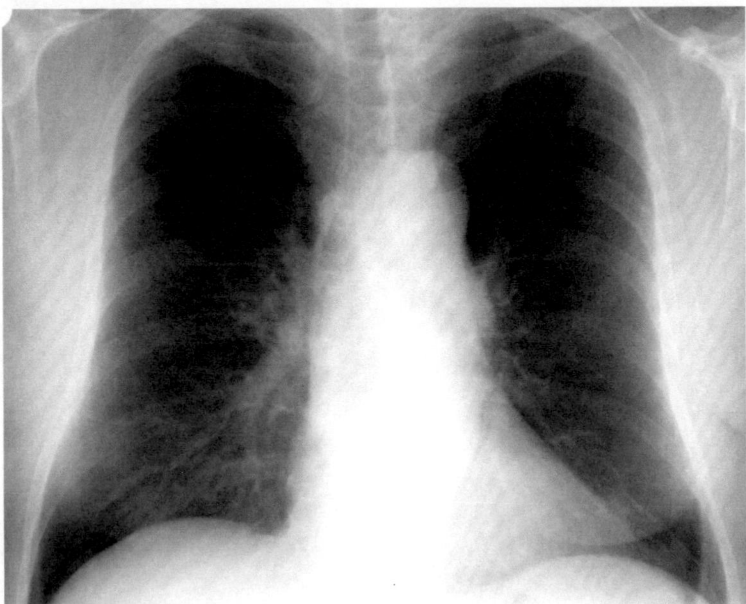

Röntgen Thorax

Im Ergebnis der bildgebenden Diagnostik wurden folgende Arbeitsdiagnosen gestellt:

1. Vertebrogenes Schmerzsyndrom
2. Arterielle Hypertonie

Weiterer Verlauf:

Die thorakale Schmerzsymptomatik hielt weiter an. Der Patient hatte einen erheblichen Analgetikabedarf sowie eine medikamentös kaum einstellbare Hypertonie. Aufgrund dessen wurde er einer weiteren Hypertoniediagnostik unterzogen. In der Dopplersonographie der Nierenarterien, die zwei Tage später erfolgte, zeigte sich kein Anhalt für eine Nierenarterienstenose, aber eine Dissektionsmembran.

Auch in der transoesophagealen Echokardiographie zeigte sich eine Dissektion der Aorta descendens thorakalis mit Entry.

◘ Abb. 2.11

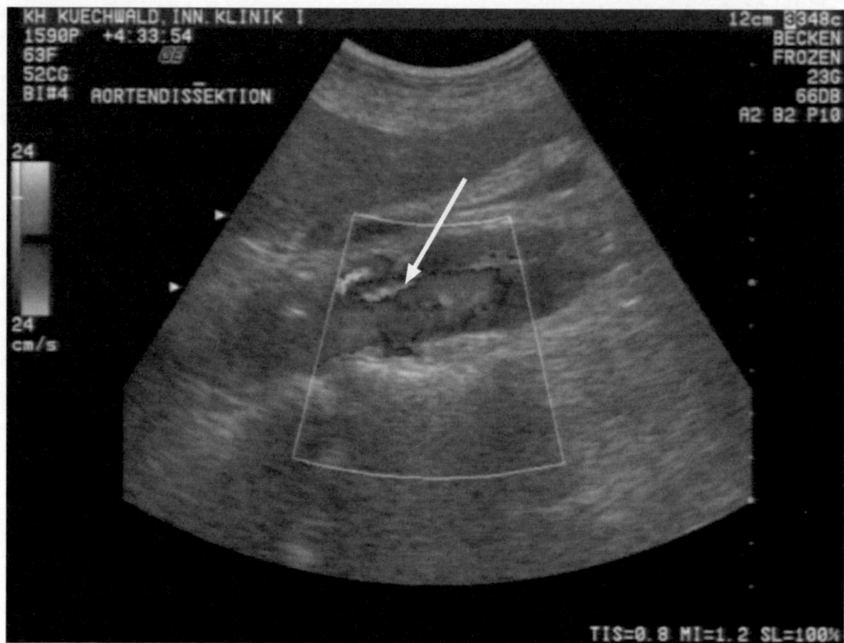

Nierenarteriensonographie: kein Anhalt für Nierenarterienstenose, aber Nachweis einer Dissekatmembran (❯ *Farbtafel Seite 108)*

❯ *Abbildung 2.12*

Das sofort anschließend durchgeführte Kontroll-CT des Thorax zeigte ebenfalls eine Dissektion der Aorta thorakalis descendens. Die Dissektion setzte sich bis in die Aorta abdominalis fort.

❯ *Abbildungen 2.13, 2.14, 2.15, 2.16*

Entsprechend den in der transoesophagealen Echokardiographie sowie im CT erhobenen morphologischen Befunden wurde nun die Diagnose **Aortendissektion Typ B nach Stanford** gestellt. Die Dissektion erstreckte sich vom Abgang der Arteria subclavia links bis distal über die Nierenarterien hinaus.

◘ Abb. 2.12

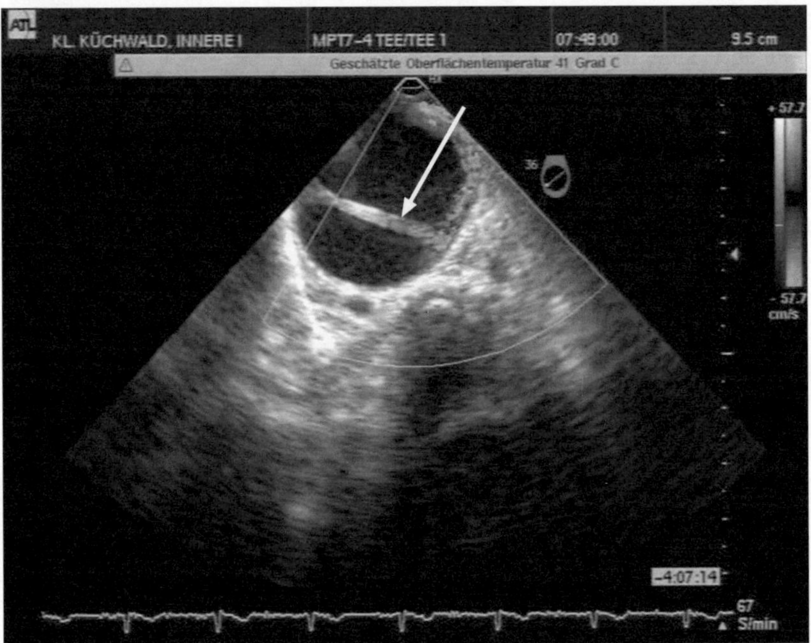

Transoesophageale Echokardiographie: Dissektion der Aorta descendens thorakalis mit Entry (❯ *Farbtafel Seite 108)*

Therapeutisches Vorgehen:
Unter einer streng normotensiven Blutdruckeinstellung fand sich über einen Nachbeobachtungszeitraum von zwei Jahren keine Progredienz der Aortendissektion. Eine Spiral-CT-Kontrolle nach zwei Jahren zeigte eine unveränderte Dissektion ohne Größenzunahme.

Zusammenfassend ist das in der Kasuistik III beschriebene dissezierende Aortenaneurysma als ein kardialer Notfall zu betrachten. Da in den ersten 24 Stunden nach Beginn der Symptomatik die Letalität hoch ist, muss die Diagnosestellung zwecks optimaler Behandlung rasch erfolgen. Das Aneurysma dissecans geht gewöhnlich mit massiven thorakalen Schmerzen einher, die charakteristischerweise in die Beine und in den Rücken ausstrahlen. Typisch ist ein akuter Beginn der Beschwerden ohne Prodromi, meist ausgelöst durch eine akute Druckbelastung wie z. B. Pressen oder Heben. Verwechslungen mit einem akuten Myokardinfarkt sind möglich. Transoesophageale Echokardiographie und Computertomographie sollten eine sichere Diagnosestellung gewährleisten.

Resümee

- Anamneseerhebung, körperliche Untersuchung sowie Zusatzuntersuchungen wie Labor und bildgebende Diagnostik erlauben in der Regel rasch für den Einzelfall wichtige differentialdiagnostische Erwägungen.
- In einer Reihe von Fällen ergeben aber erst die Beobachtung des Krankheitsverlaufs und zusätzliche diagnostische Maßnahmen die definitive Diagnosestellung.
- Konsekutiv wird – wie in den vorliegend geschilderten Fällen – das erforderliche therapeutische Vorgehen verzögert und die Prognose des Patienten gefährdet.

▣ Abb. 2.13

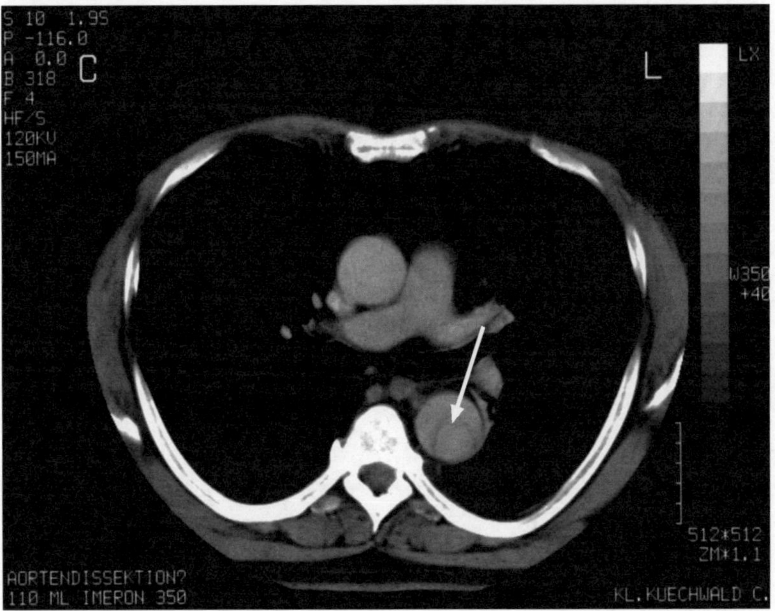

CT Thorax: Dissektion der Aorta thorakalis descendens

▣ Abb. 2.14

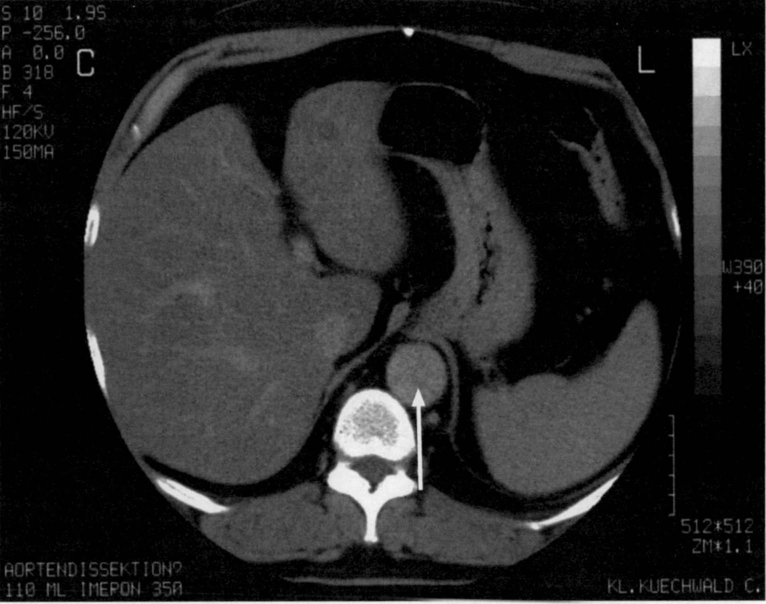

CT Abdomen: Dissektion der Aorta abdominalis

▢ Abb. 2.15

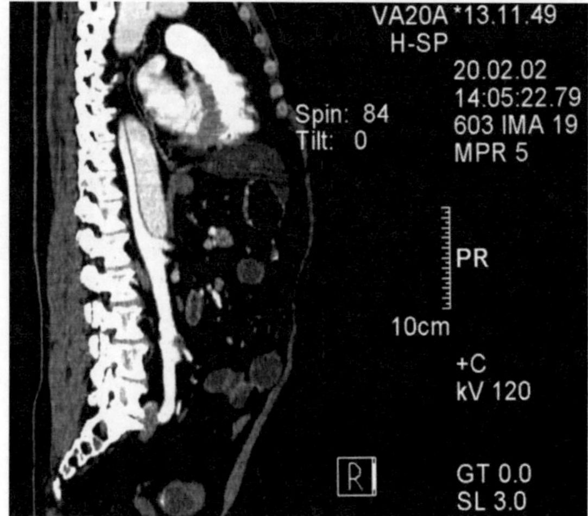

Spiral-CT Abdomen

▢ Abb. 2.16

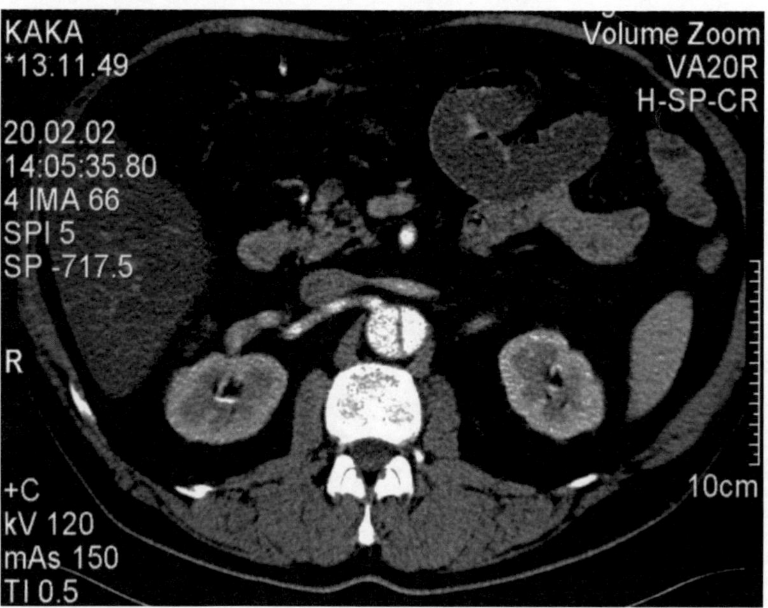

Spiral-CT Abdomen

Literatur

1. Bruhn HD: Fehldiagnosen bei angiologischen Symptomen. In: Fehldiagnosen in der Inneren Medizin, Kirch W (Hrsg), Fischer, Stuttgart 1992, S 245–257

2. Brush JL, Weinstein L: Fever of unknown origin. Med Clin North Am 1988; 72:1247–1261

3. Kirch W, Schafii C: Reflections on misdiagnosis. J Intern Med 1994; 235:525–530

4. Kirch W, Schafii C: Misdiagnosis at a University hospital in 4 medical eras. Medicine (Baltimore) 1996; 75:29–40

5. Kirch W, Shapiro F, Fölsch UR: Health care quality: Misdiagnosis at a University hospital in five medical eras. J Public Health 2004; 12:154–161

6. Nellessen U: Fehldiagnosen bei thorakalen Schmerzen. In: Fehldiagnosen in der Inneren Medizin, Kirch W (Hrsg), Fischer, Stuttgart 1992, S 67–89

7. Petersdorf RG, Beeson PB: Fever of unexplained origin: Report of 100 cases. Medicine 1961; 40:1–29

8. Wenzel K-W, Riedemann JH: Fehldiagnosen und Fehltherapien bei Schilddrüsenerkrankungen. Dtsch Med Wochenschr 1981; 106:1526–1532

9. Winckelmann G: Diagnostisches Vorgehen bei Fieber unbekannter Ursache. Dtsch Med Wochenschr 1989; 114:103–106

Fehldiagnosen in der Gastroenterologie und Hepatologie

Misdiagnoses in Gastroenterology and Hepatology

H. Hinrichsen[1] · J. Jongen[2] · L. Langeloh[1] · Kiel

Schlüsselwörter   Gastroenterologie, Hepatologie, Fehldiagnosen

Keywords   *Gastroenterology, Hepatology, Misdiagnoses*

Korrespondenzadresse/
Address of correspondence   Dr. med. Holger Hinrichsen
I. Medizinische Klinik
Klinik für Allgemeine Innere Medizin
Universitätsklinikum
Schleswig-Holstein; Campus Kiel
Schittenhelmstraße 12
D-24105 Kiel
hhinrichsen@1med.uni-kiel.de

[1] I. Medizinische Klinik, Universitätsklinikum Schleswig-Holstein, Campus Kiel,

[2] Proktologische Gemeinschaftspraxis Kiel

Zusammenfassung

Fehldiagnosen in der Gastroenterologie und Hepatologie stellen trotz umfangreicher diagnostischer Möglichkeiten auch heutzutage eine Gefährdung für den Patienten dar, die in diesem Kapitel anhand von zwei Fallbeispielen dargestellt werden. Im ersten Fall wurde bei einer Patientin aufgrund linksseitiger abdomineller Schmerzen und Entzündungszeichen die Diagnose einer Divertikulitis gestellt. Der Nachweis von verkäsenden Granulomen und säurefesten Stäbchen in Dickdarmbiopsaten ließ den Schluss auf eine Darmtuberkulose zu. Erst eine anale Manifestation unter tuberkulostatischer Therapie führte schlussendlich zur Diagnose eines Morbus Crohn. Im zweiten Fall wird ein junger Patient mit Ascites unter dem Verdacht einer dekompensierten Leberzirrhose aufgenommen. Trotz umfangreicher Diagnostik gelingt es zunächst nicht die korrekte Diagnose eines Budd-Chiari-Syndroms zu stellen, obwohl eine klassische klinische Befundkonstellation vorlag. In beiden Fällen wurde die Diagnose erst mehrere Wochen nach Auftreten der akuten klinischen Symptomatik gestellt, wegweisende klinische Zeichen wurden aufgrund zahlreicher diagnostischer Maßnahmen übersehen. Im zweiten Fall hätte die Nichtfeststellung der korrekten Diagnose mit hoher Wahrscheinlichkeit zum Tode geführt.

Abstract

Misdiagnosis in Gastroenterology and Hepatology are possible, despite the availability of modern diagnostic procedures. This will be demonstrated in the underlying article by the courses of two patients. The first case presents a women with left abdominal pain and laboratory signs of inflammation. The working hypothesis diverticulitis was suggested. The finding of granulomas and acid resistent bacteria led to the assumption of an enteral tuberculosis. The anal manifestation during tuberculostatic therapy was the reason finally to diagnose Crohn's disease. The second case presents a young male with acute onset of ascites. The diagnosis of decompensated liver cirrhosis was made. Although the classical clinical symptoms of the disease were present, the diagnosis of Budd-Chiari-syndrome was established rather late. In both cases the correct diagnosis was made weeks after the clinical onset of the disease. Classical clinical symptoms were overruled by a variety of diagnostic procedures.

Einleitung

Fehldiagnosen kommen in allen Fachgebieten der Medizin vor. Bei den letal verlaufenden Erkrankungen scheinen die kardiovaskulären Fehldiagnosen besonders häufig zu sein. Auch in der Gastroenterologie besteht die Gefahr, dass gravierende Fehldiagnosen auftreten. Hierzu zählen häufige Krankheitsbilder wie die akute Appendizitis, die akute Cholecystitis, die akute Divertikulitis, der Mesenterialinfarkt, aber auch seltene Diagnosen wie das Boerhaave-Syndrom (Oesophagusruptur) oder das Budd-Chiari-Syndrom [1 – 5]. Die klinische Untersuchung, die Differentialdiagnostik sowie die daraus resultierende weiterführende Diagnostik führen zur korrekten Diagnose. Während die akute Appendizitis im Kindesalter und die akute Cholecystitis bei der erwachsenen Frau häufig frühzeitig korrekt diagnostiziert werden, führen diese Krankheitsbilder vor einem anderen epidemiologischen Hintergrund häufig zu einer Fehldiagnose. So wird trotz rechtsseitiger Unterbauchschmerzen bei einer erwachsenen Frau eher von einem gynäkologischen Prozess wie einer Adnexitis als von einer akuten Appendizitis ausgegangen. Diese Überlegung führt dann zu der fatalen Entscheidung primär eine andere Fachrichtung zu Rate zu ziehen. Nur in Kooperation von Gastroenterologie, Chirurgie und Gynäkologie kann es dann gelingen, frühzeitig die richtige Diagnose zu stellen.

Bei chronischen Erkrankungen hingegen werden in der Gastroenterologie und Hepatologie aufgrund der über einen längeren Zeitraum möglichen umfangreichen Diagnostik weniger Fehldiagnosen auftreten, wobei hier häufig vorläufige Diagnosen verworfen und neue Arbeitsdiagnosen gestellt werden müssen. Darüber hinaus besteht hier der Vorteil, dass die gesamte Diagnostik und Therapie oftmals in der Hand des erfahrenen Spezialisten liegt, der die zugrundeliegenden Krankheitsbilder kennt. Auf der anderen Seite kann eine solch umfangreiche Diagnostik auch von der eigentlichen Erkrankung ablenken, so dass die eigentlich zugrundeliegende Erkrankung nicht diagnostiziert werden kann. Als Beispiel kann hier der Morbus Whipple genannt werden, der in einer sorgfältig aufgearbeiteten Kasuistik trotz zahlreicher klinischer Hinweise primär aufgrund umfangreicher fehlweisender Diagnostik nicht erkannt und erst nach teils irreversiblen Schäden mit Erblindung diagnostiziert wurde [6].

Vor diesem Hintergrund werden im folgenden 2 Kasuistiken aus der Gastroenterologie und Hepatologie präsentiert, die aufzeigen, dass unter Umständen trotz umfangreicher Diagnostik Fehldiagnosen resultieren können.

Kasuistik aus der Gastroenterologie

Eine 62-jährige Patientin suchte aufgrund von Diarrhoen und linksseitigen abdominellen Schmerzen ein peripheres Krankenhaus auf. Aus der Vorgeschichte der Patientin ist lediglich eine substituierte Hypothyreose erwähnenswert. Bei Aufnahme berichtete die Patientin mit einem Körpergewicht von 64 kg und einer Größe von 158 cm über einen breiigen Stuhlgang mit einer Frequenz von 4 – 6 Stühlen täglich. Bei der klinischen Untersuchung imponierten ein Druckschmerz im linken Unterbauch mit lokaler Abwehrspannung bei einer tastbaren Sigmawalze sowie febrile Temperaturen bis 39,0 °C. Die Auskultation des Abdomens erbrachte regelrechte Darmgeräusche. Die Ergebnisse der Laboruntersuchung bei Aufnahme sind in der ❷ *Tabelle 3.1* dargestellt.

◘ **Tab. 3.1**

Labor bei Aufnahme

Parameter	Befund	Normalwert
Leukozyten	16,1	4 – 10 / nl
Neutrophile Granulozyten	72,1	42 – 75 %
Hämoglobin	11,6	12 – 16 g/dl
C-reaktives Protein (CRP)	46	< 8 mg/l
Serum-Laktat	1,7	< 2,0 mg/dl

◘ Tab. 3.1 (Fortsetzung)

Parameter	Befund	Normalwert
Serum-Natrium	143	135 – 145 mmol/l
Serum-Kalium	3,1	3,6 – 5,2 mmol/l
Laktatdehydrogenase (LDH)	197	< 253 U/l

Es zeigte sich eine mäßige Leukozytose ohne wesentliche Linksverschiebung bei einem normalen Anteil der neutrophilen Granulozyten. Als Parameter einer akuten Entzündungsreaktion war das C-reaktive Protein auf mehr als das 5-fache erhöht. Die Serumelektrolyte waren ausgeglichen, Laktat und LDH als Parameter einer akuten Ischämie/Perforation waren bei Aufnahme normwertig. Parallel zu den Laboruntersuchungen erfolgte eine Röntgenleeraufnahme des Abdomens, um eine Spiegelbildung als Ausdruck eines Ileus oder freie Luft als Ausdruck einer Perforation weitestgehend auszuschließen.

Aus der Konstellation des klinischen Erscheinungsbildes, den Laboruntersuchungen und der Röntgenleeraufnahme des Abdomens wurde die *Verdachtsdiagnose einer akuten Divertikulitis* gestellt. Es wurde daher umgehend eine Therapie bestehend aus Nahrungskarenz, intravenöser Flüssigkeits/Elektrolytsubstitution und intravenöser Breitbandantibiotikatherapie mit Ciprofloxacin und Metronidazol eingeleitet. Zur Diagnosesicherung erfolgte eine Kontrastmitteluntersuchung des Colons mit Bariumsulphat. Diese Untersuchung war jedoch im vorliegenden Fall kontraindiziert, da eine gedeckte Perforation bei einer akuten Divertikulitis im Bereich des Wahrscheinlichen anzunehmen war und daher die Gabe von Bariumsulphat fatale Folgen hätte haben können. Richtigerweise hätte ein Kolonkontrasteinlauf mit einem wasserlöslichen Kontrastmittel (Peritrast-KE) erfolgen müssen. Der Kolondoppelkontrasteinlauf ist in der ❯ *Abbildung 3.1* dargestellt. Es zeigt sich neben einer regelrechten Darstellung des Rektums und des Colon descendens ein enggestelltes Sigma mit vereinzelten Divertikeln. Eine freie oder gedeckte Perforation war nicht festzustellen. Darüber hinaus war keine eindeutig fixierte Stenose nachzuweisen, da das Colon descendens nicht dilatiert war. Somit bestätigte die Röntgenuntersuchung die Verdachtsdiagnose einer akuten Divertikulitis.

◘ Abb. 3.1

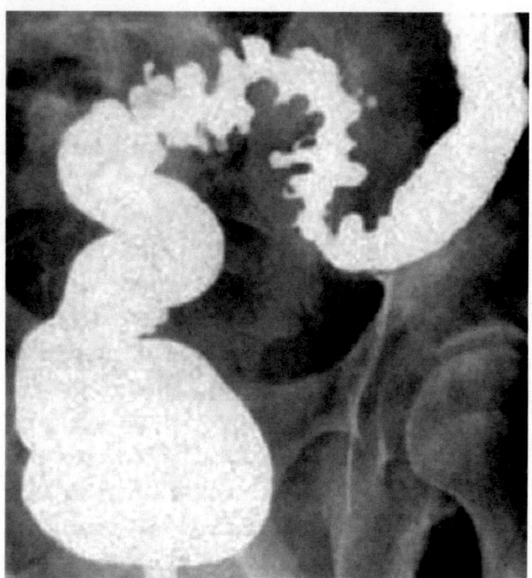

Röntgen Kolonkontrasteinlauf mit Bariumsulphat bei dem vorliegenden geschilderten Patienten mit Verdacht auf eine akute Divertikulitis. Diese Untersuchung ist bei der genannten Verdachtsdiagnose wegen der fehlenden Wasserlöslichkeit des Kontrastmittels kontraindiziert.

In den folgenden Tagen stabilisierte sich der Zustand der Patientin unter dem oben angegebenen Therapieregime zunehmend, so dass ein vorsichtiger Kostaufbau möglich wurde. Auch laborchemisch war nach Ablauf von fünf Tagen eine Rückläufigkeit der Entzündungsparameter festzustellen (❯ *Tab. 3.2*). Aufgrund des klinisch nachweisbaren Ansprechens auf die eingeleitete Therapie gab es zunächst keine Zweifel an der bestehenden Diagnose und die Patientin konnte nach komplettem Kostaufbau neun Tage nach der Aufnahme aus der stationären Behandlung entlassen werden. Nach erfolgtem Kostaufbau und nachgewiesener Rückläufigkeit der laborchemischen Entzündungsparameter erfolgte eine Koloskopie, um die Diagnose einer Sigmadivertikolose/-itis zu bestätigen. Darüber hinaus sollte geprüft werden, ob eine Stenosierung als Folge der Entzündung eingetreten war oder aber ein andersartiger pathologischer Prozess vorliegt (z. B. ein Kolonkarzinom).

◘ **Tab. 3.2**

Laborparameter fünf Tage nach Einleitung einer intravenösen antibiotischen Therapie und absoluter Nahrungskarenz.

Parameter	Befund	Normalwert
Leukozyten	9,3	4 – 10 / nl
Neutrophile Granulozyten	69,2	42 – 75 %
Hämoglobin	11,3	12 – 16 g/dl
CRP	28	< 8 mg/l
Serum-Natrium	141	135 – 145 mmol/l
Serum-Kalium	3,9	3,6 – 5,2 mmol/l
LDH	183	< 253 U/l

Die Koloskopie zeigte eine *segmentale Entzündung* beginnend im distalen *Sigma bei vereinzelten reizlosen Divertikeln*. Bei ansonsten unauffälliger Rektumschleimhaut war eine Passage des Sigmas aufgrund einer Stenose/Schwellung mit dem Endoskop nicht möglich. Eine Darstellung des milden Entzündungsprozesses zeigt die ❯ *Abbildung 3.2*. Histologisch ergaben die Proben, die im Rahmen der Koloskopie entnommen wurden, nur eine unspezifische Entzündungsreaktion ohne Hinweis auf Malignität.

Es erfolgte eine Therapie mit einer Röntgenreizbestrahlung des linken Unterbauchs, deren Wirksamkeit nicht gesichert ist. Trotz dieser Bestrahlung besserte sich der Zustand der Patientin zusehends und der eingeleitete Kostaufbau gestaltete sich zunächst komplikationslos.

◘ Abb. 3.2

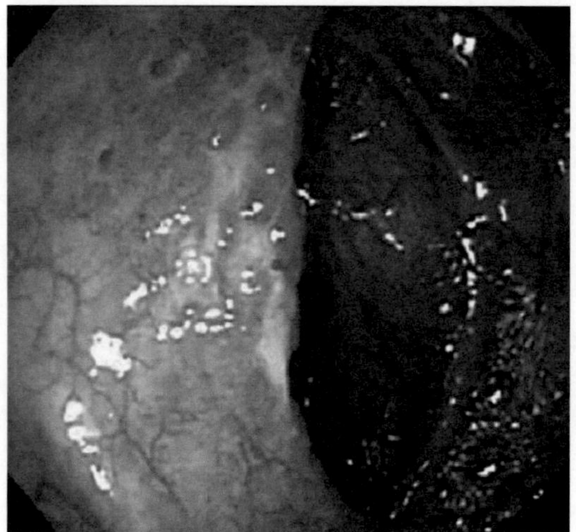

Koloskopie im Verlauf der Behandlung einer akuten Divertikulitis mit geringer Hyperämie der Schleimhaut bei der vorliegenden geschilderten Kasuistik. (❯ *Farbtafel Seite 109)*

Zehn Tage später musste die Patientin dann unter dem klinischen Bild eines Subileus mit akuten abdominellen Schmerzen, Erbrechen, hochgestellten Darmgeräuschen und Spiegelbildung in der Röntgenabdomenleeraufnahme in einer chirurgischen Abteilung notfallmäßig aufgenommen werden. Auch laborchemisch bestätigte sich ein erneuter entzündlicher Schub mit steigendem CRP-Wert und zunehmender Leukozytose (❯ *Tab. 3.3).* Unter der Verdachtsdiagnose einer *stenosierenden Sigmadivertikulitits mit drohendem Ileus* wurde umgehend eine Sigmaresektion mit primärer Descendorektostomie durchgeführt.

Der postoperative Verlauf war ohne Komplikationen, der Kostaufbau war problemlos möglich und es stellte sich ein geformter regelmäßiger Stuhlgang ein. Die Laborparameter erreichten nahezu den Normalbereich.

Überraschend zeigte dann die histologische Aufarbeitung des Sigmapräparates eine *segmentale Colitis mit zum Teil verkäsenden epi-*

□ Tab. 3.3

Laborparameter bei Aufnahme in der chirurgischen Klinik unter dem klinischen Bild eines Subileus mit Erbrechen im vorliegenden geschilderten Fall.

Parameter	Befund	Normalwert
Leukozyten	18,6	4 – 10 / nl
Neutrophile Granulozyten	73,3	42 – 75 %
Hämoglobin	10,6	12 – 16 g/dl
CRP	128	< 8 mg/l
Serum-Natrium	136	135 – 145 mmol/l
Serum-Kalium	3,4	3,6 – 5,2 mmol/l
LDH	234	< 253 U/l

theloidzellhaltigen Granulomen (❯ *Abb. 3.3)* und in der anschließend durchgeführten Ziehl-Nehlsenfärbung waren vereinzelt säurefeste Stäbchen nachzuweisen. Es wurde daher der hochgradige Verdacht auf das Vorliegen einer *Tuberkulose des Dickdarms* geäußert. Die Patientin wurde darauf hin umgehend bei klinischer Beschwerdefreiheit isoliert und eine Tuberkulosediagnostik mit Untersuchung von Sputum, Magensaft, Urin und Stuhl eingeleitet. Auch wurde eine Intrakutantestung auf eine Tuberkulose durchgeführt. Der Intrakutantest war schwach positiv und der primäre Erregernachweis blieb negativ. Die retrospektive Betrachtung des Röntgenthoraxbildes vor der Operation ergab lediglich alte postspezifische Veränderungen apikal rechts.

Folgende Überlegungen standen daher bei der klinisch beschwerdefreien Patientin im Raum:

- Keine weitere Diagnostik und Therapie der Tuberkulose, da eine Heilung durch die Resektion erzielt wurde
- Sofortige Einleitung einer tuberkulostatischen Therapie

◘ Abb. 3.3

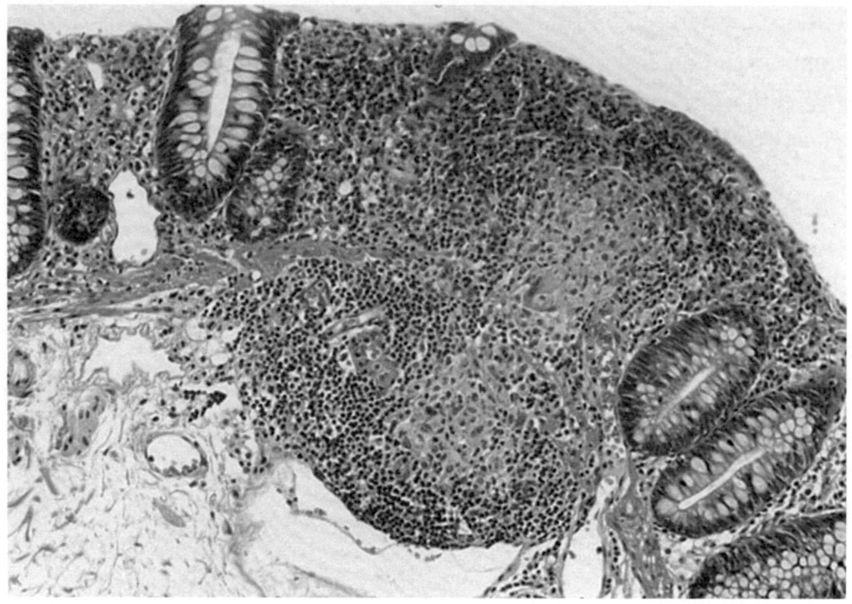

Histologie des Sigmaresektats im vorliegenden Fall mit Nachweis epitheloidzellhaltiger verkäsender Granulome (❯ *Farbtafel Seite 109)*

- Zunächst Abwarten der endgültigen Ergebnisse der Tuberkulosediagnostik

Aufgrund der histologisch nachgewiesenen säurefesten Stäbchen wurde die zweite Variante favorisiert und eine tuberkulostatische 4-fach Therapie mit Isoniazid, Ethambutol, Pyrazinamid und Rifampicin eingeleitet.

Bei initial bestehender subjektiver Beschwerdefreiheit entwickelte die Patientin unter der im weiteren durchgeführten tuberkulostatischen 2-fach Therapie vier Monate später erneut Diarrhoen und es entwickelte sich ein *periproktischer Abszess (❯ Abb. 3.4).*

Die feingewebliche Untersuchung nach Abszessabdeckelung und Freilegung einer intersphinktären Fistel ergab nun den Befund wie bei einem *Morbus Crohn.*

◘ Abb. 3.4

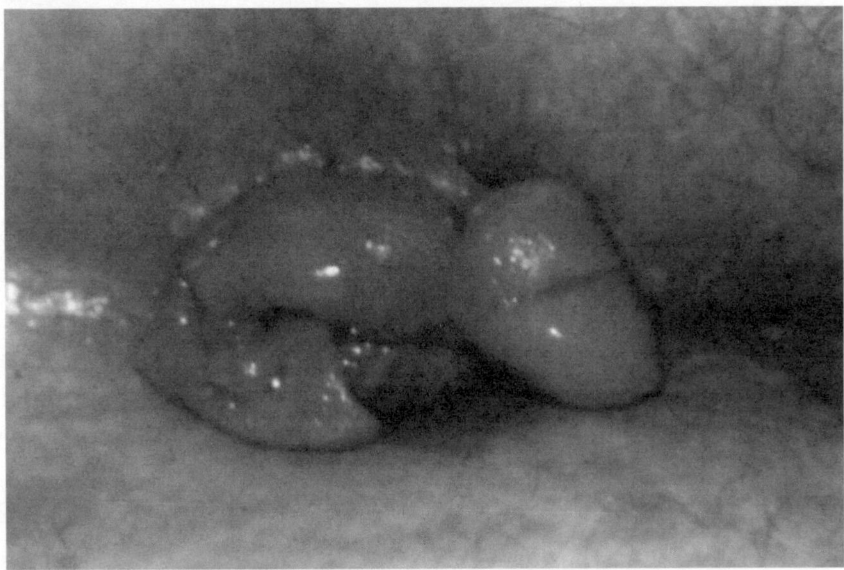

Makroskopischer Aspekt des periproktischen Abszesses
(**❯** *Farbtafel Seite 110*)

Im klinischen Verlauf bei dieser Patientin kamen nun verschiedene Diagnosen differentialdiagnostisch in Betracht:

- Akute Sigmadivertikulitis
- Enterale Tuberkulose
- Morbus Crohn
- Kombination von Morbus Crohn und enteraler Tuberkulose

Der Morbus Crohn war in diesem Fall die wahrscheinlichste Diagnose, da sowohl der segmentale Befall des Colons, das zweizeitige Auftreten der klinischen Erscheinungen und die typische anale Manifestation für dieses Krankheitsbild sprechen. Epitheloidzellhaltige Granulome gehören zu den pathognomonischen histologischen Befunden. Lediglich der Nachweis einzelner verkäsender Granulome ließ den Verdacht auf eine Tuberkulose zu, bei der in der Regel die Granulome verkäsend sind. Der histologische Nachweis von säurefesten Stäbchen hingegen lenkte eindeutig von der korrekten Diagnose Morbus Crohn ab, da nicht nur Mycobacterium tuberculosis und Mycobacterium bovis säurefest sind, sondern gerade auch atypische Mycobacterien kommensal im Colon vorkommen, die dann keine klinische Bedeutung aufweisen. Während in der Initialphase des Krankheitsbildes die akute segmentale Entzündung des Sigmas im Vordergrund stand, bei der differentialdiagnostisch die akute Sigmadivertikulitis am wahrscheinlichsten war, mussten nach Erhalt der Histologie sowohl Zweifel an einer akuten Sigmadivertikulitis als auch an einer enteralen Tuberkulose aufkommen. Ein erst kürzlich publizierter Fall untermauert die These, dass eine chronisch entzündliche Darmerkrankung bei akutem Krankheitsbeginn als Divertikulitis falsch eingeschätzt werden kann [7].

Die enterale Tuberkulose ist in Deutschland eine Rarität und der Nachweis verkäsender Granulome ist nicht spezifisch für die Diagnose Tuberkulose. Auch beim Morbus Crohn sind selten verkäsende epitheloidzellhaltige Granulome beschrieben. Heute könnte der molekularbiologische Nachweis spezifischer DNA des Mycobacterium tuberculosis oder -bovis möglicherweise schneller eine klinisch relevante Tuberkulose ausschließen. Erst die anale Manifestation mehrere Monate nach Einleitung der tuberkulostatischen Therapie führte zur Diagnosestellung eines Morbus Crohn. Eine rechtzeitig erfolgte adäquate Therapie des Morbus Crohn hätte unter Umständen die anale Manifestation der Erkrankung verhindern können, die letztendlich nach mehreren Jahren zu einer endständigen Anus präter-Anlage führte. Darüber hinaus wäre eine mehrmonatige tuberkulostatische Therapie vermieden worden.

Kasuistik aus der Hepatologie

Ein 28 Jahre alter männlicher Patient stellte sich mit einer innerhalb weniger Wochen aufgetretenen akuten Bauchumfangsvermehrung und hochfieberhaften Temperaturen in einer auswärtigen Klinik vor. Anamnestisch war bei dem Patienten seit 8 Jahren eine aktive Colitis ulcerosa bekannt, die über diesen Zeitraum ununterbrochen mit Prednisolon behandelt wurde. Seit einem Jahr litt der Patient zusätzlich unter einer generalisierten Alopezie. Es bestand ein Nikotinabusus.

Die körperliche Untersuchung des 73 kg schweren 177 cm großen Patienten ergab ein gespanntes Abdomen, Ödeme der Unter- und Oberschenkel, Temperaturen von über 39,0 °C sowie ein abgeschwächtes Atemgeräusch rechts basal. Bei der umgehend durchgeführten Sonographie des Abdomens fand sich massiver Ascites (❯ *Abb. 3.5*).

◨ Abb. 3.5

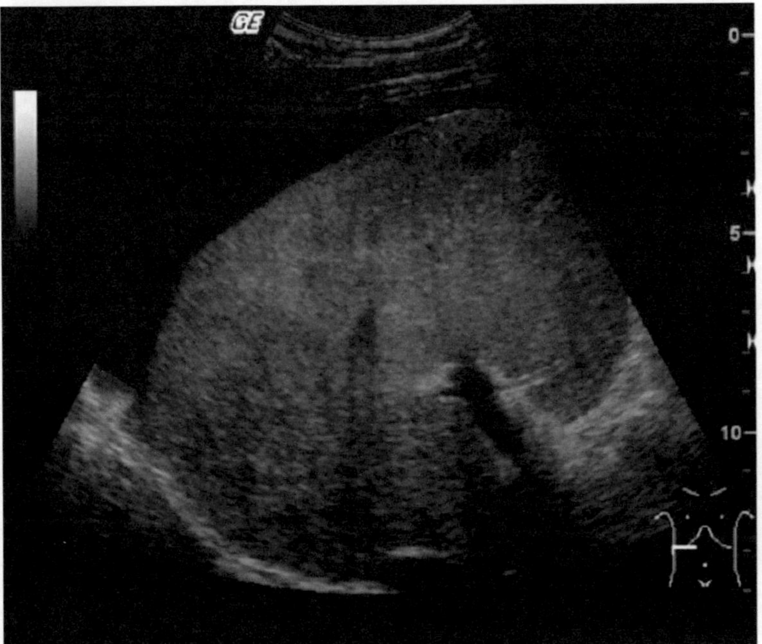

Orientierende Sonographie des Abdomens mit Nachweis von Ascites im vorliegenden Fall

Aufgrund der klinischen Untersuchung und dem Nachweis von Ascites wurde die Verdachtsdiagnose einer *dekompensierten Leberzirrhose* geäußert. Laborchemisch waren sowohl das Blutbild, die Serumelektrolyte und die Entzündungsparameter pathologisch verändert (❯ *Tab. 3.4*).

▫ Tab. 3.4

Laborparameter bei Aufnahme unter dem klinischen Bild einer dekompensierten Leberzirrhose mit Ascites

Parameter	Befund	Normalwert
Leukozyten	13,93	4 – 10 / nl
Neutrophile Granulozyten	92,1	42 – 75 %
Serum-Eisen	33	37 – 145
CRP	23,3	< 8 mg/l
Serum-Natrium	130	135 – 145 mmol/l
Serum-Kalium	3,44	3,6 – 5,2 mmol/l
LDH	393	< 253 U/l
GOT	57	< 38 U/l
GPT	52	< 41 U/l
GGT	288	< 66 U/l
AP	213	40 – 129 U/l
Serum-Bilirubin	1,83	< 1,5 mg/dl
Cholinesterase	3,8	5,3 – 12,9 KU/l
Serum-Albumin	2,8	> 3,5 g/dl
Quick	87	70 – 130 %

Die Serumeiweißelektrophorese zeigt eine Hypalbuminämie, eine alpha 1, alpha 2, beta und Gammaglobulinvermehrung. Die Hepatitisserologie für Hepatitis A, B und C war negativ.

Die Röntgenthoraxuntersuchung erhärtet den Verdacht auf einen rechtsseitigen Pleuraerguss (❯ *Abb. 3.6).*

Eine bereits initial eingeleitete diuretische Therapie führt zu keiner Befundbesserung.

Zu diesem Zeitpunkt lagen mehrere Befunde bzw. Diagnosen bei dem Patienten vor:

• Therapierefraktärer Ascites

◘ Abb. 3.6

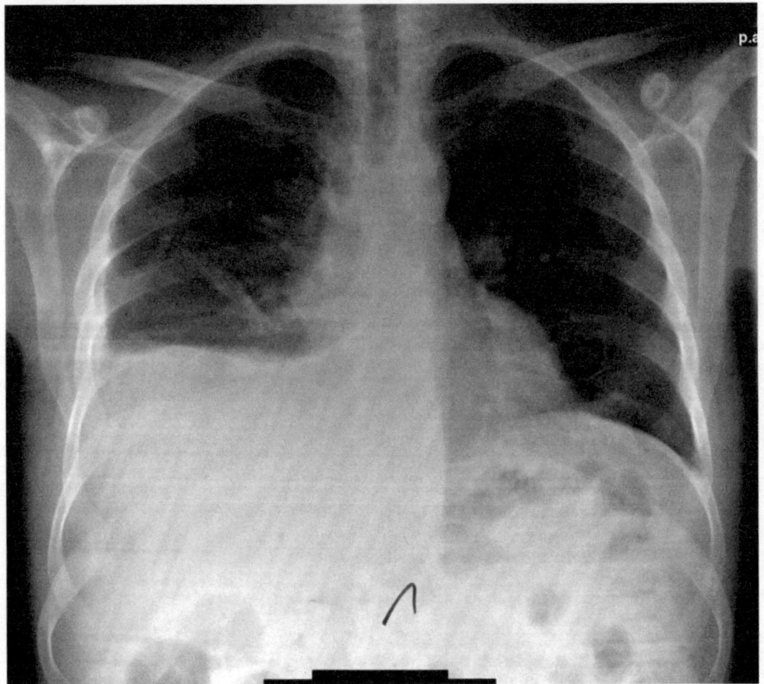

Röntgenthoraxuntersuchung bei Aufnahme

- Ober- und Unterschenkelödeme beidseits
- Pleuraerguss rechts
- Temperaturen > 39,0 °C
- Laborchemische Entzündungszeichen
- Colitis ulcerosa
- Alopecia generalisata

Es wurde initial kein Zweifel an der Diagnose einer Leberzirrhose geäußert. Auffällig bei den Laborwerten war jedoch eine deutliche Diskrepanz zwischen den nur mäßig erhöhten Transaminasen, der erniedrigten Serumalbuminfraktion und dem noch normalen Quickwert, so dass Zweifel an einer eingeschränkten Lebersyntheseleistung bestehen mussten und somit eine Hypoproteinämie durch eine Synthesestörung der Leber unwahrscheinlich war.

Es wurde daraufhin erstmalig eine diagnostische Ascitespunktion durchgeführt, wobei sich nichtentzündliche peritoneale Flüssigkeit ohne Nachweis von Bakterien oder Malignität fand.

Die weiterführende Diagnostik inklusive Gastroduodenoskopie, Computertomographie des Abdomens, sowie eine umfangreiche Labordiagnostik ergab keine neuen Aspekte. Klinisch waren therapeutische Paracentesen unter Substitution von Albumin notwendig. Unter der Vorstellung es könnte sich bei der zugrundeliegenden Colitis ulcerosa um eine *primär sklerosierende Cholangitis* handeln, die ja bekanntermaßen mit der Colitis assoziiert sein kann, wurde eine Magnetresonanztomographie des Abdomens inklusive Magnetresonanz-Cholangiographie durchgeführt, die unauffällig ausfiel. Auch die endoskopische retrograde Cholangiographie zeigte lediglich intrahepatisch eine Rarefizierung der Gallenwege (❯ *Abb. 3.7).*

Im Rahmen der weiteren Abklärung des Ascites und des Fiebers wurde eine Koloskopie zur Aktivitätsbestimmung der Colitis ulcerosa durchgeführt, die eine mäßige Pancolitis mit geringgradigen Zelldysplasien als Ausdruck der langjährigen entzündlichen Aktivität ergab (❯ *Abb. 3.8).*

Eine erste Pleurapunktion ergab dann als Ursache des Fiebers und der Entzündungszeichen ein *Pleuraempyem* mit mikrobiologischem Nachweis von *Staphylococcus aureus.* Unter antibiotischer Therapie und Saug-Spüldrainage der Pleurahöhle konnte das Empyem saniert werden.

Die wiederholt durchgeführte Abdomen-Sonographie zeigte neben Ascites einen abgerundeten Leberrand, einen hypertrophierten Lobus caudatus mit Einengung der Vena cava sowie einen Pendelfluss bei duplexsonographischer Kontrolle in der Pfortader (❯ *Abb. 3.9).*

Die Konstellation der klinischen Befunde mit dem Leitsymptom plötzlich aufgetretener Ascites, ausgeprägten Beinödemen bei Einengung der Vena cava durch eine Hypertrophie des Lobus caudatus sowie der

▣ Abb. 3.7

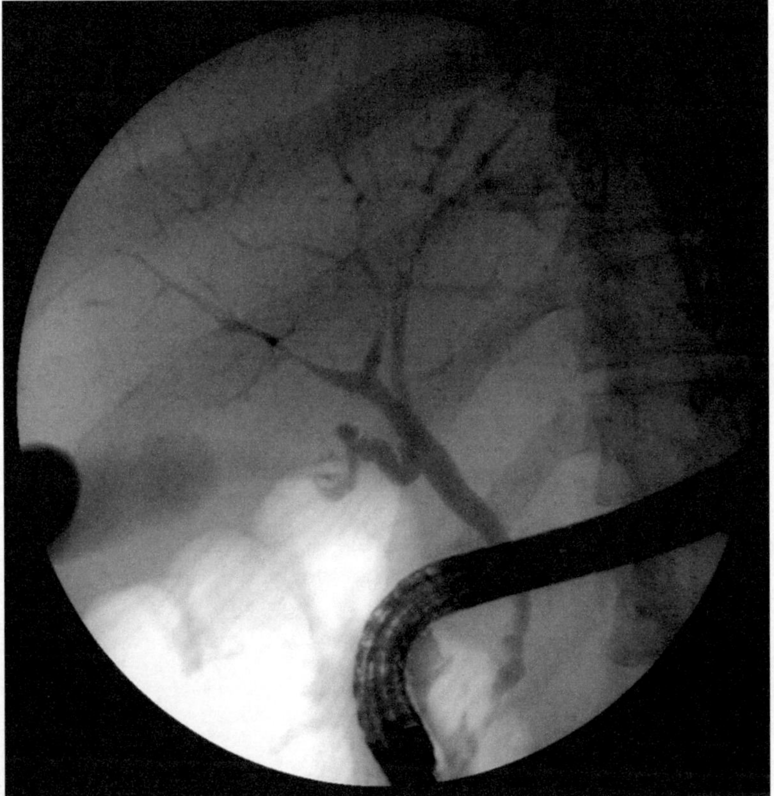

Endoskopisch retrograde Cholangiographie im vorliegenden Fall

Nachweis eines Pendelflusses in der Pfortader muss an die im folgenden genannte Diagnose denken lassen: thrombotischer Verschluss der großen Lebervenen. Ursachen eines akuten Budd-Chiari-Syndroms sind in der ❯ *Tabelle 3.5* aufgelistet.

▣ Tab. 3.5
Ursachen eines Budd-Chiari-Syndroms

Gerinnungsstörungen wie AT III-Mangel, APC-Resistenz
Anti-Phospholipid-Antikörpersyndrom

▣ Abb. 3.8

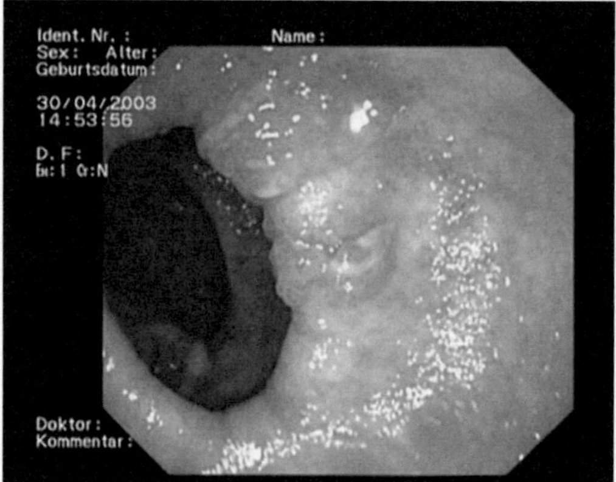

Koloskopie mit Nachweis von Zelldysplasien bei geringer entzündlicher Aktivität bei dem geschilderten Patienten (❯ *Farbtafel Seite 110)*

▣ Tab. 3.5 (Fortsetzung)

Systemischer Lupus erythematodes
Myeloproliferative Erkrankungen
Graft versus host disease nach Transplantation
Schwangerschaft
Hormonelle Antikonzeption

Die Prognose des *Budd-Chiari-Syndroms* ist mit einer Letalität von ca. 50 % innerhalb von zwei Jahren als schlecht einzustufen. Sofern keine Kontraindikationen bestehen, ist häufig eine Lebertransplantation als ultima ratio notwendig. In dem geschilderten Fall kam es kurze Zeit nach Diagnosestellung zu einer ersten Oesophagusvarizenblutung bei rasch progredienter portaler Hypertension. Als Ursache für das Budd-Chiari-Syndrom konnte eine APC-Resistenz molekularbiologisch nachgewiesen werden. Wenige Wochen später konnte der Patient elektiv und erfolgreich einer Lebertransplantation zugeführt werden. Histologisch bestätigte sich das ausgeprägte Budd-Chiari-Syndrom mit

Abb. 3.9

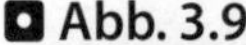

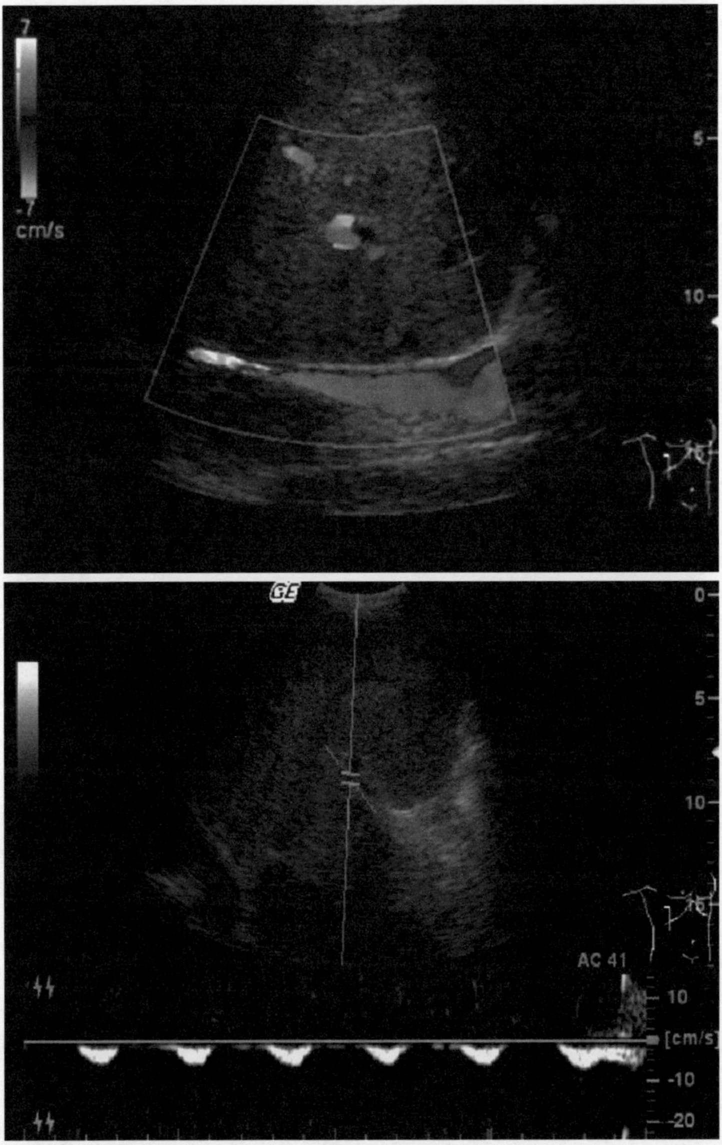

Sonographie der Leber mit filiformer Einengung der Vena cava und Pendelfluss in der Pfortader *(➜ Farbtafel Seite 111)*

Verschluss der Lebervenen und zentroazinärer Atrophie der Leber-
läppchen (❯ *Abb. 3.10*).

◘ **Abb. 3.10**

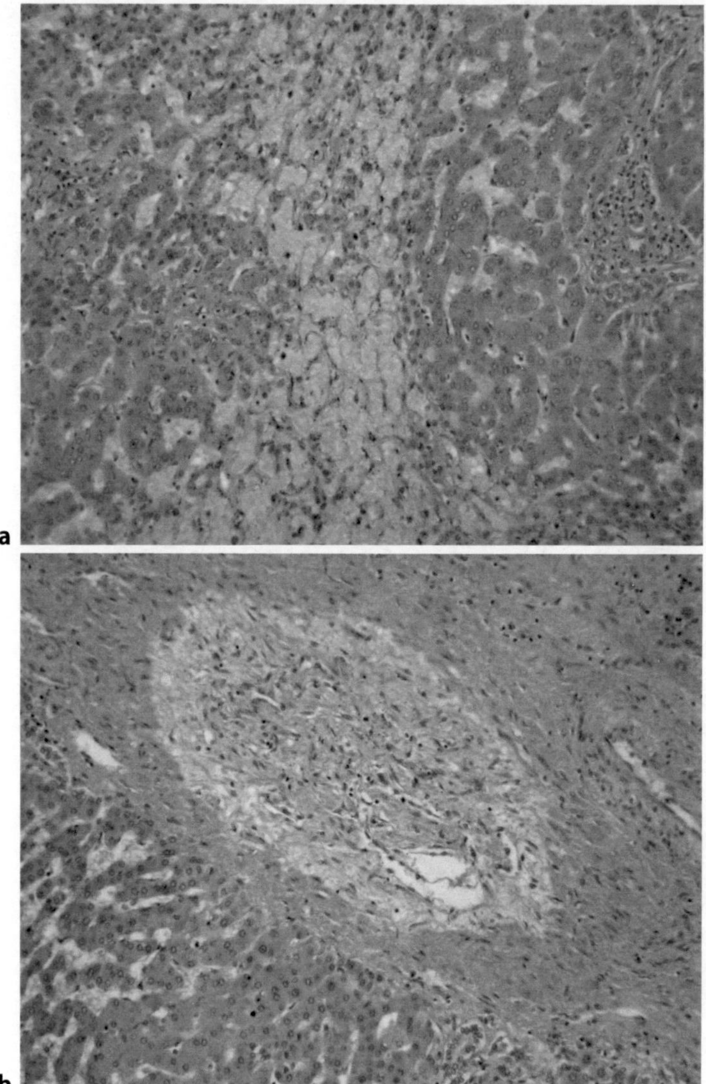

**Histologisches Präparat der Leber bei dem geschilderten Patienten mit
Budd-Chiari-Syndrom bei Verschluss der Lebervenen und zentroazinärer
Atrophie (❯** *Farbtafel Seite 112)*

Fazit

In der Gastroenterologie und Hepatologie kommt es auch in der heutigen Zeit trotz umfangreicher diagnostischer Möglichkeiten zu Fehldiagnosen. Die beiden dargestellten aktuellen Fälle zeigen, dass das zu späte Erkennen der korrekten Diagnose für den Patienten unter Umständen letale Folgen haben kann oder wie im ersten Fall unter Umständen zu einer lebenslangen Beeinträchtigung der Lebensqualität (Anus präter-Anlage) führen. Gerade der Fall aus der Hepatologie zeigt, dass die umfangreiche Diagnostik inklusive aller bildgebenden Verfahren die tatsächliche Diagnose verschleiern kann. Die exakte Anamnese mit dem plötzlich aufgetretenem Ascites, die ausgeprägten Unter- und Oberschenkelödeme hätten bei grundsätzlicher Kenntnis der Symptomatik eines Budd-Chiari-Syndroms die Verdachtsdiagnose Budd-Chiari-Syndrom ergeben müssen. Auf der anderen Seite liegen häufig komplexe Krankheitsbilder wie im vorliegenden Fall ein zusätzlich bestehendes rechtsseitiges Pleuraempyem vor, das von der wesentlichen Grunderkrankung ablenkt.

Die Kenntnis der Symptomkonstellation von bestimmten Erkrankungen zusammen mit einer sorgfältigen Anamneseerhebung und klinischen Untersuchung haben nach wie vor einen immensen Stellenwert in der Diagnostik gastroenterologischer und hepatologischer Erkrankungen.

Literatur

1. Papi C, D'Ambrosio L, Capurso L. Timing of cholecystectomy for acute calculous cholecystitis: a meta-analysis. Am J Gastroenterol 99: 147–155; 2004

2. Hinrichsen H, Fölsch UR. Akute Cholecystitis – Sofortige Operation? – Contra. Dtsch Med Wochenschr 129:971; 2004

3. Vetrhus M, Soreide O, Nesvik I und Sondenaa K. Acute cholecystitis: Delayed surgery or observation. A randomised clinical trial. Scand J Gastroenterol 38: 985-990; 2003

4. Lo CM, Liu CL, Fan ST, Lai EC und Wong J. Prospective randomised study of early versus delayed laparoscopic cholecystectomy for acute cholecystitis. Ann Surg 227:461–467; 1998

5. Raith W, Zartner P, Beitzke A. Spontaneous pneumomediastinum as a cause of chest pain. Z Kardiol 92:601–605; 2003

6. Wensing G, Singer MV, Kirch W, Donhuijsen K. 48-year-old patient with recurrent arthralgias and weight loss. Med Klin 83:22–27; 1988

7. Stiefelhagen P. A senior undergoes surgery because of acute pain in the left hypogastric region. Diverticulitis turns out to be Crohn's disease. MMW Fortsch Med. 146:10; 2004

Farbtafeln

◘ Abb. 2.11

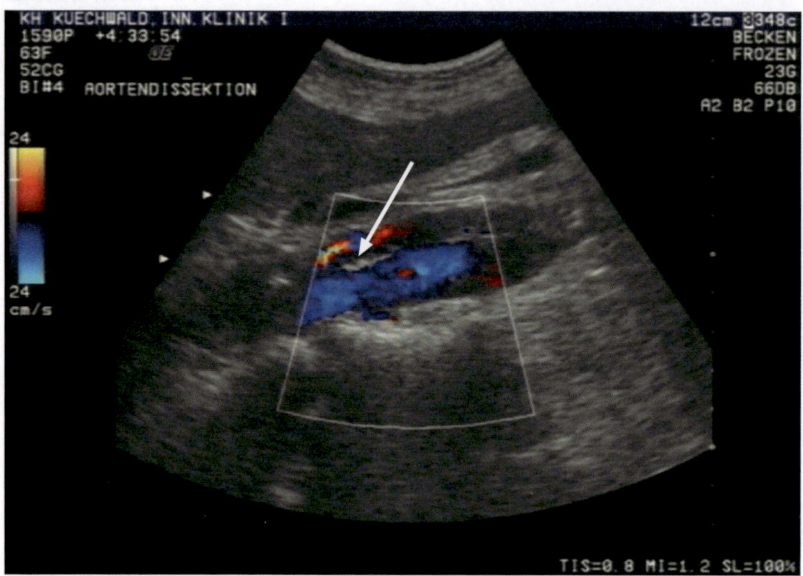

Nierenarteriensonographie: kein Anhalt für Nierenarterienstenose, aber Nachweis einer Dissekatmembran (❯ *Seite 76*)

◘ Abb. 2.12

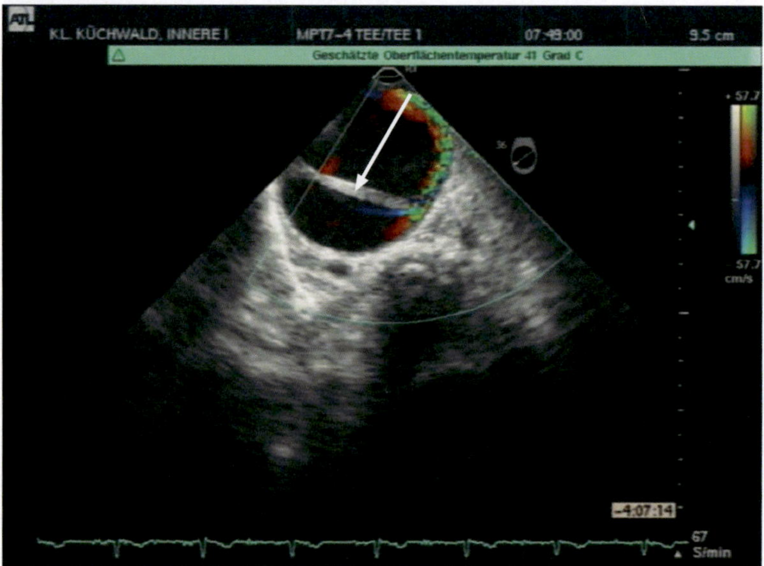

Transoesophageale Echokardiographie: Dissektion der Aorta descendens thorakalis mit Entry (❯ *Seite 77*)

◨ Abb. 3.2

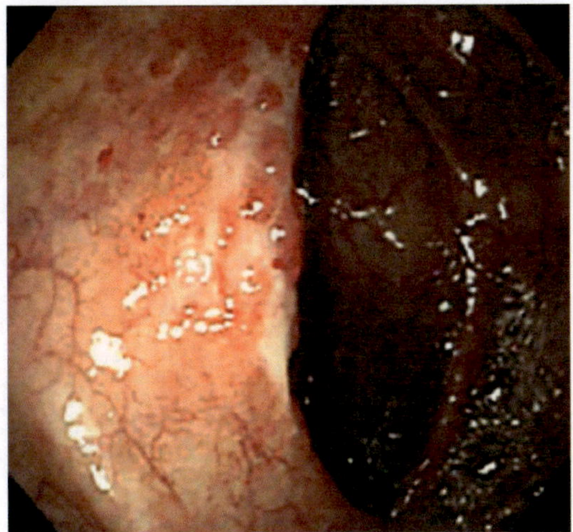

Koloskopie im Verlauf der Behandlung einer akuten Divertikulitis mit geringer Hyperämie der Schleimhaut bei der vorliegenden geschilderten Kasuistik. (❯ *Seite 92)*

◨ Abb. 3.3

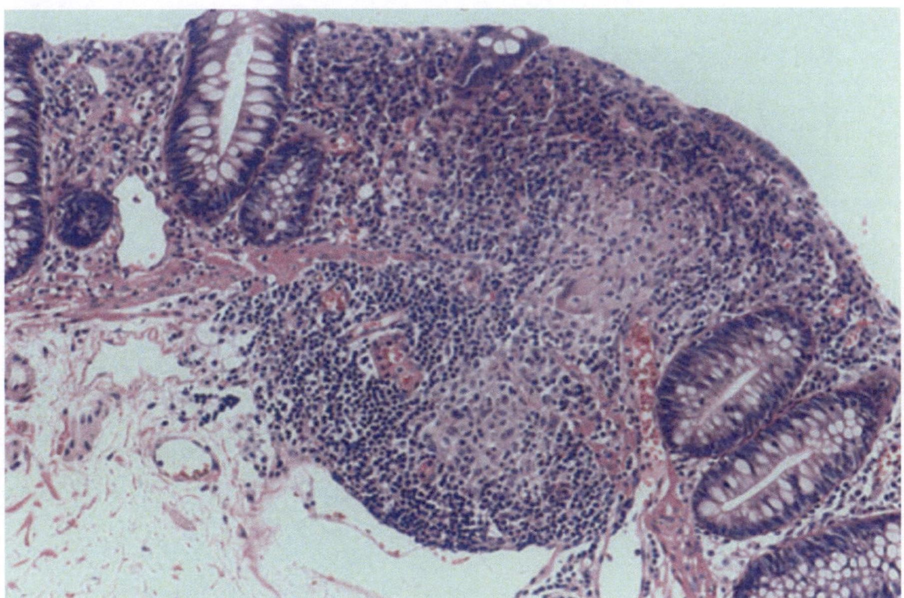

Histologie des Sigmaresektats im vorliegenden Fall mit Nachweis epitheloidzellhaltiger verkäsender Granulome (❯ *Seite 94)*

◨ Abb. 3.4

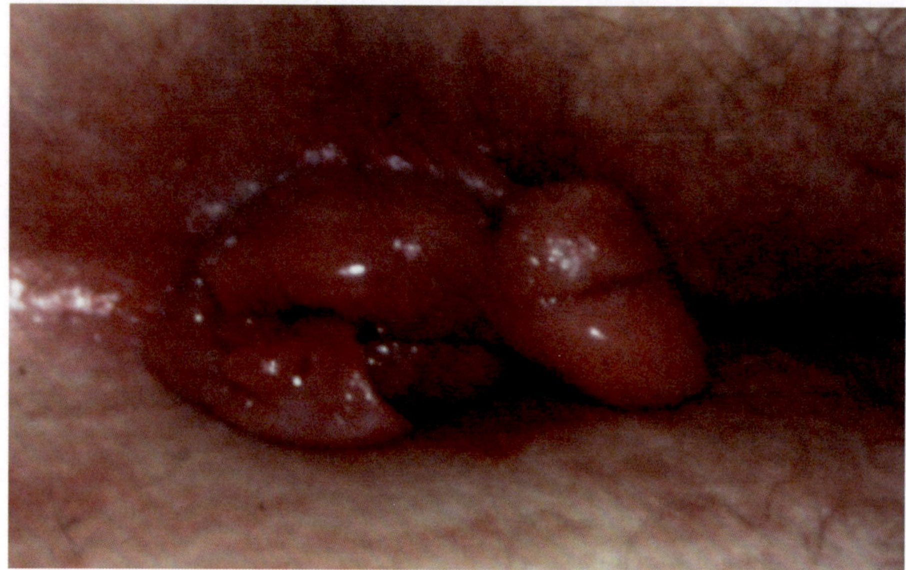

Makroskopischer Aspekt des periproktischen Abszesses (❯ *Seite 95)*

◨ Abb. 3.8

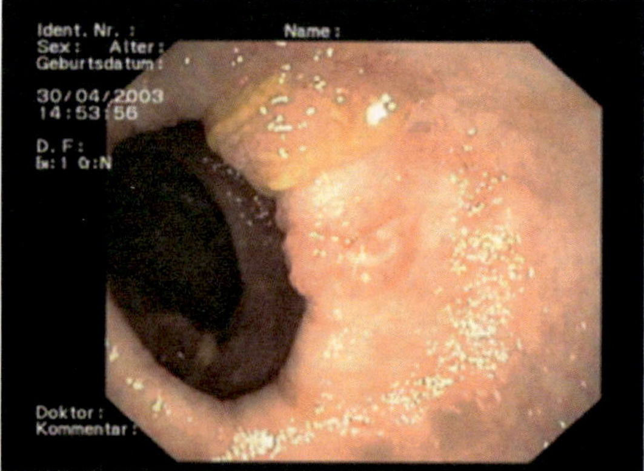

Koloskopie mit Nachweis von Zelldysplasien bei geringer entzündlicher Aktivität bei dem geschilderten Patienten (❯ *Seite 102)*

◨ Abb. 3.9

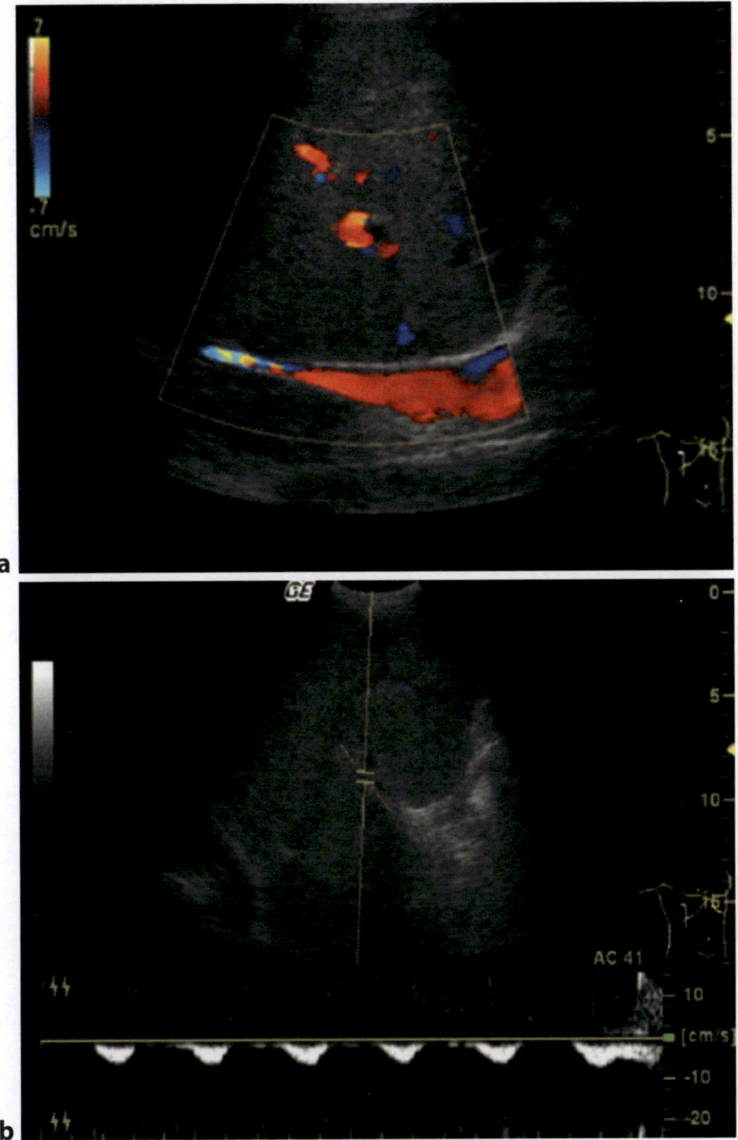

Sonographie der Leber mit filiformer Einengung der Vena cava und Pendelfluss in der Pfortader (**❯** *Seite 103*)

◘ Abb. 3.10

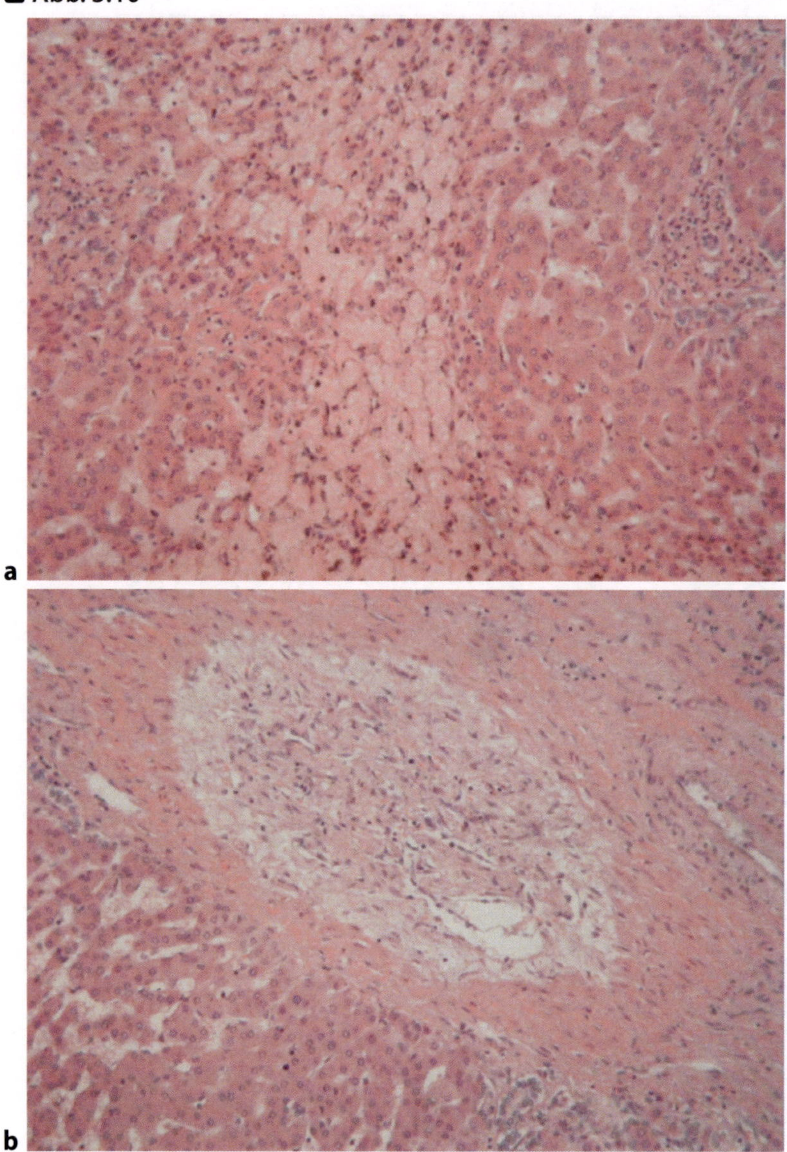

a

b

Histologisches Präparat der Leber bei dem geschilderten Patienten mit Budd-Chiari-Syndrom bei Verschluss der Lebervenen und zentroazinärer Atrophie (❯ *Seite 104*)

Fehler bei der Arzneitherapie

Mistakes and Pitfalls of Drug Therapy

M. Siepmann · Dresden

Schlüsselwörter   Arzneimitteltherapie, Fehlbehandlung, ausbleibende Wirkung, unerwünschte Wirkungen

Keywords   *Drug Therapy, Mistreatment, Lack of Efficacy, Side Effects*

Korrespondenzadresse
Address of Correpondence

Dr. med. habil. Martin Siepmann
Institut für Klinische Pharmakologie
Medizinische Fakultät
Carl Gustav Carus
Technische Universität Dresden
Fiedlerstraße 27
D-01307 Dresden
Deutschland

Zusammenfassung

Eine auf Fehldiagnosen basierende Arzneitherapie kann dazu führen, dass eine Behandlung eingeleitet wird, die der später festgestellten definitiven Erkrankung nicht gerecht wird, wobei sich die Prognose des Patienten u. U. verschlechtert. Unerwünschte Effekte von Arzneistoffen reichen in ihrer Ausprägung von vorübergehendem Unwohlsein bzw. diskreten Symptomen bis hin zu persistierenden schweren Krankheitserscheinungen. Wenn unerwünschte Wirkungen von Arzneimitteln nicht als solche erkannt werden und die anamnestischen Angaben und klinischen Zeichen auf eine anderweitige Erkrankung zurückgeführt werden, können daraus Fehldiagnosen resultieren. Der sichere Nachweis von pharmakotherapie-bedingten Fehldiagnosen ist häufig schwierig. In einem großen Prozentsatz der Fälle ist eine Autopsie nicht zielführend. Durch den Ausschluss anderweitiger Ursachen kann zwar mit einer gewissen Wahrscheinlichkeit von einer unerwünschten Arzneimittelwirkung ausgegangen werden, jedoch ist letztlich beweisend nur die Reexposition. Typische Fehler bei der Arzneitherapie werden im vorliegenden Beitrag exemplarisch anhand von sieben Fallvorstellungen dargestellt.

Abstract

Drug treatment based on misdiagnoses may worsen the course of a disease as the underlying process is not treated adequately. The extent of unwanted drug effects varies between transient feelings of unease and/or subtle clinical signs and persistent and/or severe symptoms. If such side effects are overlooked or related symptoms are falsely attributed to another disease a misdiagnosis will be made. Autopsies can not be undertaken in a high percentage of cases. Side effects may be assumed by excluding other reasons for related signs and symptoms. However, they can only be proved by repeating administration of the drug in question. Seven cases are presented here which demonstrate typical mistakes and pitfalls associated with drug treatment.

Kasuistiken

Fall 1

Treasure und Mitarbeiter [7] berichteten über den Fall einer 52-jährigen Patientin, die sich in der Notaufnahme einer Klinik wegen seit drei Tagen bestehenden Panikattacken, Palpitationen und Luftnot vorstellte. In der Vergangenheit war die Patientin wegen einer Depression behandelt worden. Vom Arzt der Notaufnahme wurde eine hysterische Hyperventilation diagnostiziert. Die Patientin erhielt Diazepam und wurde an einen Psychiater zur ambulanten Behandlung überwiesen. Die Therapie mit Diazepam blieb erfolglos. Nach drei Tagen stellte sich die Patientin erneut in der Notaufnahme der Klinik vor, wobei sie zusätzlich zu den bereits berichteten Beschwerden über Gewichtsverlust, Polyurie und Dysurie klagte. Die Laboruntersuchung ergab eine Blutglukosekonzentration von 32,6 mmol/l (587 mg/dl) und einen arteriellen pH-Wert von 7,2. Diagnostiziert wurde eine diabetische Ketoazidose; nach Einleitung einer entsprechenden Behandlung und Einstellung auf Insulin bildeten sich die Symptome vollständig zurück. Panikattacken traten bei der Patientin nicht mehr auf.

Fall 2

Von denselben Autoren [7] wurde der Fall einer 34-jährigen Patientin geschildert, die sich aufgrund einer infizierten Wunde des rechten Beines und Dyspnoe in der Notaufnahme einer Klinik vorstellte. Diagnostiziert wurden eine infizierte Katzenbisswunde und eine **hysterische Hyperventilation.** Verordnet wurden Diazepam und Antibiotika zur weiteren ambulanten Behandlung. Zwei Tage später wurde die Patientin mit Bewusstlosigkeit in der gleichen Klinik aufgenommen. Hypothermie, arterielle Hypotonie und eine Wundinfektion im Bereich des rechten Oberschenkels wurden festgestellt. Die Laboruntersuchungen ergaben eine Blutglukosekonzentration von 45 mmol/l (810 mg/dl), einen arteriellen pH-Wert von 6,8, ein Serumnatrium von 128 mmol/l, ein Serumkalium von 6,8 mmol/l und eine Serumharnstoffkonzentration von 27,2 mmol/l. Diagnostiziert wurden eine diabetische Ketoazidose und ein Leistenabszess sowie mögliche beginnende Sepsis. Der Patientin wurde intravenös Flüssigkeit verabreicht, sie erhielt darüber hinaus Antibiotika und Insulin; der Abszess wurde drainiert. Aufgrund eines akuten Nierenversagen wurde eine Dialysebehandlung über drei Tage durchgeführt. Unter diesem Therapieregime bildeten sich die Symptome vollständig zurück. Hyperventilation trat unter der Fortsetzung der antidiabetischen Behandlung mit regelmäßigen Insulininjektionen nicht mehr auf.

Kommentar zu den Fällen 1 und 2   Die Kombination von Angstanfällen mit Hyperventilation ist häufig und wird traditionell als **Hyperventilationssyndrom** bezeichnet. Gemäß den aktuellen angelsächsischen Diagnosekriterien (Diagnostic and Statistical Manual of Psychiatric Disorders; DSM IV) wird das Syndrom heute als **Panikstörung** bezeichnet. Früher oder später wird jeder in einer Notfallaufnahme tätige Kollege aufgrund des häufigen Auftretens damit konfrontiert. Oft erleben die Patienten keine bewusste Angst und nehmen das Hyperventilieren selbst nicht wahr. Von unbewusst bleibenden Symptomen bis hin zu einer aggravierenden Ausgestaltung und Darstellung der Anfälle gibt es fließende Übergänge, was man auch als hysterisches Phänomen bezeichnen kann. Das Spektrum möglicher Beschwerden umfasst Übelkeit, Somnolenz, Visusstörungen und erhöhte Miktionsfrequenz. Die Häufigkeit des Auftretens und die Breite des Spektrums von Symptomen kann dazu führen, dass das Krankheitsbild überhäufig diagnostiziert wird. Die Diagnose sollte daher keinesfalls auf der Basis der Anamnese allein gestellt werden. In den beiden geschilderten Fällen hätte durch eine einfache Bestimmung von Glukose im Blut bzw. Urin die Fehldiagnose vermieden bzw. die richtige Diagnose gestellt werden können. Die beiden Fälle belegen auch, dass Fehldiagnosen zugrunde liegende Erkrankungen meist keine seltenen, sondern häufige Krankheiten sind (Kirch et al. [4]).

Fall 3

Eine 29-jährige Patientin mit chronischen Rückenschmerzen und Verdacht auf Kiefergelenkarthrose wurde durch ihren behandelnden Orthopäden an einen ambulant tätigen zahnärztlichen Chirurgen unter der Annahme überwiesen, es bestehe ein Zusammenhang zwischen einer vermuteten Kiefergelenkerkrankung und den vorliegenden Rückenschmerzen (Schindler et al. [6]). Vom zahnärztlichen Chirurgen wurde eine „Capsulitis" des rechten Kiefergelenkes konstatiert, obwohl das Kiefergelenk vollständig beweglich und schmerzfrei war und auch anamnestisch kein Hinweis für ein Trauma oder eine Arthritis bestand. Der Zahnärztliche Chirurg verabreichte 40 mg einer Triamcinolonkristallsuspension intrartikulär, worunter sich die Rückenschmerzen der Patientin leicht besserten. Jedoch entwickelte sie innerhalb von 4 Monaten nach der Behandlung progrediente Schmerzen im rechten Kiefergelenk sowie Trismus. Durch eine erneute Injektion von 40 mg Triamcinolonkristallsuspension wurde eine Besserung der Beschwerden nicht erreicht. Die Behandlung mit einem Okklusionssplint linderte die Schmerzen zwar leicht, jedoch entwickelte sich ein krepitierendes Geräusch, das beim Öffnen bzw. Schließen des Mundes konstant vorhanden war. Durch die Hauszahnärztin, die die Patientin wegen der anhaltenden Schmerzen schließlich aufsuchte, wurde eine Computertomographie veranlasst, die ausgedehnte Knorpeldestruktionen, Nekrosen und knöchernde Appositionen im Bereich des Kondylus des rechten Kiefergelenkes zeigte. Dabei war der Gelenkspalt durch die knöcherende Apposition fast vollständig ausgefüllt (❯ *Abb. 4.1*). Nach Diskektomie und plastischer Gelenkrekonstruktion war der Zustand der Patientin immerhin insoweit gebessert, dass sie nun in der Lage war, den Mund maximal 3,5 cm Zentimeter ohne Auftreten von Schmerzen zu öffnen.

◘ Abb. 4.1

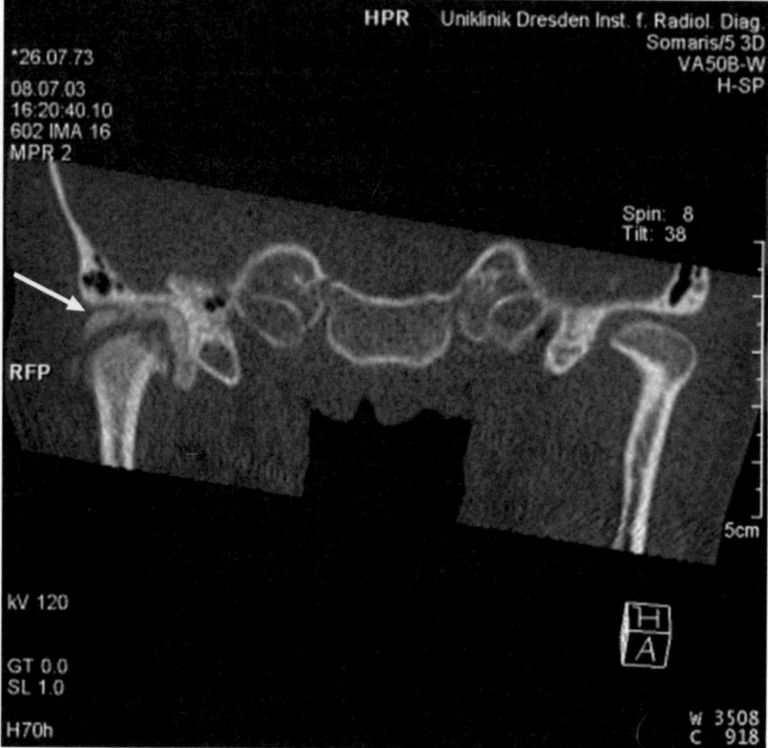

Computertomographie einer 29-jährigen Patientin nach Injektion von 80 mg Triamcinolon in das rechte Kiefergelenk (❯ knöcherne Apposition)

Fall 4

Nasser und Ewan [5] schildern den Fall eines 42-jährigen Patienten, der seit seinem 21. Lebensjahr unter „Heuschnupfen" litt, wobei regelmäßig von Juni bis Juli eine Schwellung der Uvula, profuse Rhinorrhoen mit nasaler Obstruktion und eine Konjunktivitis auftraten und eine Gräser- und Baumpollenallergie nachgewiesen worden waren. In den vergangenen Jahren hatte sich bei der Patientin zusätzlich ein allergisches Asthma bronchiale entwickelt. Die Verabreichung von Antihistaminika und verschiedener topischer Glukokortikoidpräparate wie Beclometason, Fluticason und Budesonid war erfolglos geblieben. Daher wurden vom Hausarzt zwischen 1987 und 1997 insgesamt 16 intramuskuläre Injektionen mit Depotkortikosteroidpräparaten durchgeführt, wobei insgesamt 360 mg Triamcinolon und 560 mg Methylprednisolon gegeben wurden. Nach den Injektionen bestand Symptomlinderung für jeweils sechs Wochen. Im August 1997 traten anhaltende Schmerzen des rechten Hüftgelenkes und wenige Monate später auch des linken Hüftgelenkes auf. Die kernspintomographische Aufnahme zeigte Signalintensitätsminderung des gesamten rechten Hüftkopfes infolge einer avaskulären Nekrose mit umgebendem Ödem. Im linken Hüftgelenk zeigten sich die gleichen Veränderungen in geringerem Ausmaß. Der Patient war Nichtraucher, konsumierte keinen Alkohol. Anamnestisch bestanden keine Vorerkrankungen des Skelettsystems oder der Muskulatur.

Kommentar zu den Fällen 3 und 4   Das Risiko des Auftretens Kortikoid-induzierter **avaskulärer Osteonekrosen** ist dosisabhängig. Darüber hinaus scheinen ein Lebensalter zwischen 30 und 45 Jahren, weibliches Geschlecht, genetische Faktoren, Alkoholkonsum und Drogenabusus prädisponierend zu sein. Es besteht eine Abhängigkeit des Auftretens avaskulärer Osteonekrosen von der verabreichten Kortikoiddosis [3]. Therapeutisch musste im vorliegenden Fall [4] eines 42-jährigen Patienten aufgrund der stark ausgeprägten Hüftkopfnekrose ein endoprothetischer Gelenkersatz erwogen werden. Im Fall der geschilderten 29-jährigen Patientin [6] mit Kiefergelenksdestruktion ist über die Kortikoid-induzierte avaskuläre Osteonekrose hinaus eine Infektion durch die unsachgemäße Injektion und Verletzung von Knorpel sowie Periost durch Triamcinolonkristalle („**Kristallarthropathie**") als weitere pathogenetische Ursache in Betracht zu ziehen. Für die intraartikuläre Applikation von Glukokortikoiden sollten daher ausschließlich Zubereitungen mit hoher Wasserlöslichkeit verwendet werden (keine kristalloiden Lösungen), wobei maximal 10 mg Triamcinolon in kleine Gelenke injiziert werden dürfen. Glukokortikoide sollten bei allergischen Geschehen des oberen Respirationstraktes nach Möglichkeit nicht parenteral in hohen Dosen verabreicht werden. Allenfalls können diese kurzfristig und ausschließlich oral in der niedrigsten noch wirksamen Dosis gegeben werden. Intramuskuläre Injektionen sollten nicht erfolgen.

Fall 5

Eine 31-jährige Patientin hatte als Ovulationshemmer seit 10 Jahren 0,25 mg Levonorgestrel und 0,05 mg Ethinylöstradiol eingenommen. Sie entwickelte arthritische Beschwerden, ein Gesichtserythem, orale Ulzerationen, eine Lymphozytopenie, Anämie und Mikrohämaturie. Die Blutsenkungsgeschwindigkeit (BSG) war mit 62/100 mm erhöht. Die genannten Symptome und Befunde bestanden über einen Zeitraum von zwei Jahren (Arico et al. [1]). Diagnostiziert wurde ein Lupus erythematodes disseminatus. Von ihrem Hausarzt wurde die Patientin wegen der Gelenkbeschwerden lediglich mit nichtsteroidalen Antiphlogistika behandelt. Zur weiteren Diagnostik erfolgten eine Nierenbiopsie, konsiliarische gynäkologische, Hals-, Nasen- und Ohrenärztliche, zahnärztliche, dermatologische sowie ophtalmologische Untersuchungen, die jedoch keine richtungsweisenden Resultate ergaben. Die durchgeführte Haut-Muskelbiopsie zeigte den Befund einer leukozytoklastischen Vaskulitis. Nachdem schließlich erwogen wurde, dass die Kontrazeptiva-Einnahme (Östrogene) für die genannten Symptome und klinischen Erscheinungen verantwortlich sein könnte, wurde der Ovulationshemmer abgesetzt. Daraufhin traten eine vollständige Rückbildung der Gelenkbeschwerden, des Gesichtserythems und eine Normalisierung des subjektiven Befindens der Patientin innerhalb von zehn Wochen ein und die genannten Laborveränderungen waren innerhalb von dreieinhalb Monaten reversibel. Im weiteren Beobachtungszeitraum von sechs Jahren wurden Lupus Erythematodes-ähnliche Symptome bei der Patientin nicht wieder gesehen.

Fall 6

Abraham und Eldad Ben-Chetrit [2] berichten über eine 34-jährige kinderlose Patientin, die sich in ihrer Klinikambulanz aufgrund eines makulopapulösen Exanthems des Gesichtes und der Extremitäten vorstellte. Die Laboruntersuchungen waren bis auf einen erhöhten Titer für antinukleäre Antikörper unauffällig. Die immunhistologische Untersuchung der Haut ergab bandförmige Präzipitationen von Imunglobulinen und Komplement (positiver Lupusbandtest; LBT). Diagnostiziert wurde ein diskoider Lupus erythematodes und eine Behandlung mit Hydroxychloroquin wurde eingeleitet. Anamnestisch ist zu erwähnen, dass die Patientin vor zwei Jahren aufgrund von Infertilität mit einer Kombination von humanem menopausalem und Chorion-Gonadotropin sowie Clomiphen behandelt worden war, wobei acht Zyklen der Kombination verabreicht wurden und ein entsprechendes Ansteigen der Östradiolspiegel registriert werden konnte. Drei Monate nach Abschluss des letzten Zyklus waren die genannten Hauterscheinungen aufgetreten. Unter der begonnen Behandlung mit Hydroxychloroquin kam es zwar zu einer Besserung der Symptome, jedoch bestand weiterhin Kinderwunsch bei Infertilität, so dass Hydroxychloroquin schließlich abgesetzt und zwei weitere Zyklen der Kombination von Gonadotropinen mit Clomiphen verabreicht wurden. Die Patientin wurde daran anschließend zwar schwanger, erlitt jedoch in der 20. SSW einen Spontanabort. Zwei Wochen später wurde sie aufgrund von Dyspnoe und peripheren Ödemen stationär aufgenommen. Der arterielle Blutdruck war mit 180/120 mmHg erhöht, die klinische Untersuchung und die Röntgenaufnahme des Thorax ergaben Pleuraergüsse auf beiden Seiten. Laborchemisch zeigte sich eine Anämie von 8 mg/dl, eine Nierenfunktionseinschränkung (Kreatininclearance 21 ml/min) und eine Proteinurie (4 g/24 Stunden). Antinukleäre Antikörper und Anticardiolipin-Antikörper waren im Serum nachweisbar, der Coombs-Test war positiv. Die Begutachtung der durchgeführten Nierenbiopsie ergab den Befund einer rapid progressiven Glomerulonephritis. Die Patientin erhielt intravenös Methylprednisolon in täglichen Dosierungen von einem Gramm und eine anschließende perorale Erhaltungstherapie mit 15 mg Methylprednisolon/die, wobei sie die vorgeschlagene Behandlung mit Cyclophosphamid ablehnte. Unter diesem Therapieregime trat zwar eine Besserung ein, jedoch persistierten Nierenfunktionseinschränkung (Kreatinclearance 28 ml/min) und Proteinurie (1 g/ 24 Stunden).

Kommentar zu den Fällen 5 und 6 Zusammenfassend wurde in beiden Fällen die Diagnose einer **Östradiol-induzierten Immunvaskulitis** gestellt. Im Fall 5 war über 8 Jahre ein Ovulationshemmer eingenommen worden, bevor sich die Lupus erythematodes-ähnlichen Symptome bei der Patientin entwickelten. Im Fall 6 war es unter einer Ovulations-induzierenden Behandlung mit humanen Gonadotropinen und Clomiphen und entsprechendem Anstieg der Östradiolspiegel zu einer schwergradigen Lupus erythematodes ähnlichen Symptomatik mit persistierender Funktionsstörung der Nieren gekommen. Seit Ende der sechziger Jahre wurden in der Literatur vergleichbare Fälle berichtet (Kirch und Belz [3]). Auch im Tierversuch wurden durch Östrogengabe verursachte Panarteritis nodosa-ähnliche Erkrankungen beobachtet. Bekannt ist, dass Schwangerschaften den Verlauf von Erkrankungen aus dem Formenkreis der Kollagenosen günstig, aber auch ungünstig beeinflussen können, wobei die Frage diskutiert wird, ob Ethinylöstradiol-Antikörper dafür verantwortlich sind. Bei ätiologisch ungeklärten Erkrankungen im Sinne einer Immunvaskulitis sollte daran gedacht werden, dass in seltenen Fällen Östrogen-haltige orale Kontrazeptiva wie auch eine Ovulations-induzierende Hormonbehandlung diese verursachen können. Deshalb ist ein Auslassversuch der Medikamente anzustreben, wobei beachtet werden muss, dass sich die Symptomatik oft erst vier bis 6 Monate später zurückbildet.

Fall 7

Kirch und Belz [3] berichten über eine 44-jährige, 121 kg schwere Patientin, die eine Fastenkur (600 kcal täglich) beginnt, wobei in den ersten zehn Tagen eine Gewichtsreduktion von 13,1 kg erreicht wird. Gleichzeitig wird aus nicht genannten Gründen mit Furosemid therapiert. Als anlässlich einer Routinelaboruntersuchung ein Anstieg der Serumharnsäure auf 828 µmol/l (13,9 mg/dl) bei normalen Kreatinin im Serum festgestellt wird, wird eine Therapie mit dem Urikosurikum Benzbromaron eingeleitet. Zwei Tage nach Beginn der Behandlung mit Benzbromaron entwickelte die Patientin eine Oligoanurie und einen erheblichen Anstieg des Serumkreatinins, was zur stationären Aufnahme führte. Aufgrund des durchgeführten Fastens und der Verabreichung von Furosemid wurden von den Klinikärzten unter der Annahme eines prärenalen Nierenversagens rehydrierende Maßnahmen durchgeführt. Als sich jedoch bei der Kontrolle des Urinsedimentes amorphe Uratkristalle in großer Zahl nachweisen ließen, wurde eine Uratnephropathie diagnostiziert. Nach Alkalisierung des Urins und Gabe von Allopurinol kam die Urinproduktion innerhalb der nächsten Tage in Gang und die Nierenfunktion normalisierte sich.

Kommentar zu dem Fall 7   Im Verlauf von Fastenkuren kommt es durch die Mobilisierung von Fettdepots zur Freisetzung freier Fettsäuren und zur Ketoazidose. Die vermehrt anfallenden Ketonkörper hemmen kompetitiv die renale Harnsäureausscheidung, woraus eine Hyperurikämie resultieren kann. Urikosurika erhöhen die Harnsäureelimination durch Hemmung der renalen tubulären Rückresorption. Im geschilderten Fall kam es durch die Verabreichung von Benzbromaron zu einer massiven Hyperurikosurie, in deren Folge Urate vermehrt in den Tubuli der Nieren ausgefällt wurden. Die Präzipitation der Uratkristalle wurde durch einen sauren Primärharn infolge der bestehenden Ketoazidose begünstigt und führte schließlich zur Uratnephropathie, wobei von den behandelnden Ärzten zunächst fälschlicherweise von einem prärenalen Nierenversagen ausgegangen wurde. Im Verlaufe von Fastenkuren ist stets auf eine ausreichende Flüssigkeitszufuhr zu achten, bei einer Hyperurikämie sollte eine Harnalkalisierung und die Gabe von Allopurinol durchgeführt werden. Benzbromaron sollte aufgrund des Risikos einer **Urikosurika-induzierten Uratnephropathie** fastenden Patienten nicht verabreicht werden.

Resümee

Fehler bei der Arzneitherapie können einerseits zum Ausbleiben der erwünschten Wirkung führen. Andererseits kann das Auftreten unerwünschter Wirkungen verursacht werden. Zur Vermeidung von pharmakotherapiebedingten Fehldiagnosen ist eine präzise Erhebung der Medikamentenanamnese unabdingbar. Bei der klinischen Untersuchung ist auf charakteristische, möglicherweise Arzneimittel-induzierte Befunde zu achten. Die unterschiedlich große Latenzzeit zwischen Minuten und Monaten vom Beginn der Gabe des Arzneimittels bis zum Auftreten von Nebenwirkungen ist zu berücksichtigen. Bei fraglichen Medikamenten-bedingten bzw. seltenen Symptomen sind entsprechende Informationen durch Verwendung spezialisierter Nachschlagewerke, Literaturrecherchen oder Anfragen bei der Herstellerfirma oder einem der von Universitätskliniken angebotenen Arzneimittelberatungsdienste einzuholen. Bei entsprechendem Verdacht ist das betroffene Pharmakon frühzeitig abzusetzen.

Literatur

1. Arico M, Boccalatte MF, Silvestri D et al: Osteonecrosis: an emerging complication of intensive chemotherapy for childhood acute lymphoblastic leukemia. Haematologica 2003; 88:747–753

2. Ben-Chetrit A, Ben-Chetrit E: Systemic lupus erythematodes induced by ovulation induction treatment. Arthritis Rheum 1994; 37:1614–1617

3. Kirch W, Belz GG: Pharmakotherapie-bedingte Fehldiagnosen. In: Kirch W (Hrsg): Fehldiagnosen in der Inneren Medizin. Stuttgart, Fischer, 1992, S 327–353

4. Kirch W, Shapiro F, Fölsch UR: Health care quality: misdiagnosis at a University hospital in five medical eras. J Public Health 2004; 12:154–161

5. Nasser SM, Ewan PW: Depot corticosteroid treatment for hay fever causing avascular necrosis of both hips. Brit Med J 2001; 322:1589–1591

6. Schindler C, Pässler L, Kirch W: Severe temporomandibular dysfunction and joint destruction after intraarticular injection of triamcinolon. J Oral Pathol Med 2004, im Druck

7. Treasure RA, Fowler PB, Millington HT: Misdiagnosis of diabetic ketoacidosis as hyperventilation syndrome. Brit Med J 1987; 294:630

Vermeidung von Fehldiagnosen durch Leitlinien?

Prevention of Misdiagnoses by the Use of Guidelines?

U. Schütte · M. Walter · Dresden

Schlüsselwörter

Leitlinien, Fehldiagnosen, Versorgungsqualität

Keywords

Guidelines, Misdiagnosis, Health Care Quality

Korrespondenzadresse
Address of correspondence

Dr. Ursula Schütte
Forschungsverbund Public Health
Sachsen und Sachsen-Anhalt e.V.
Medizinische Fakultät
Carl Gustav Carus; TU Dresden
Fiedlerstrasse 33
D-01307 Dresden
Tel. +49 351 458 5048
Fax +49 351 458 5338
ursula.schuette@mailbox.tu-dresden.de

Zusammenfassung

Unter Leitlinien versteht man systematisch entwickelte Entscheidungshilfen über die angemessene ärztliche Vorgehensweise bei speziellen gesundheitlichen Problemen. Sie sind Orientierungshilfen im Sinne von „Handlungs- und Entscheidungskorridoren", von denen in begründeten Fällen abgewichen werden kann oder sogar muss. Leitlinien werden mit dem Ziel entwickelt, die Qualität der Versorgung und Behandlung zu verbessern sowie die Stellung des Patienten zu stärken. Bei Einbindung derartiger Handlungsempfehlungen in die Versorgung konnte ein positiver Einfluss sowohl auf Behandlungsabläufe als auch Therapieergebnisse gezeigt werden. Dennoch stehen die erfolgreiche Disseminierung und Implementierung von Leitlinien noch vor den unterschiedlichsten Hindernissen. Der vorliegende Artikel beschäftigt sich mit der Frage, ob und wenn welche Auswirkungen Leitlinien auf die Diagnosestellung haben und inwieweit sie dem Arzt helfen können, Fehldiagnosen zu vermeiden. Es konnte gezeigt werden, dass Leitlinien für diagnostische und therapeutische Entscheidungen hilfreich sind. Inwieweit derartige Handlungsempfehlungen zu einer Vermeidung von Fehldiagnosen führen, kann derzeit aus wissenschaftlicher Sicht nicht beantwortet werden. Literaturdaten zu diesem Thema fehlen. Aus Sicht der Autoren ist ein positiver Effekt zu vermuten.

Abstract

Clinical practice guidelines are systematically developed statements to support the decision-making of physicians by including the appropriate health care of specific medical problems. They leave room to move and are consequently non-obligatory for physicians, so that in well founded cases they can be or sometimes even have to be rejected. The purpose of the development of evidence-based guidelines was to improve the quality of health care and treatment as well as strengthening the position of the patient. Using these recommendations for the therapy of patients a positive effect on both the course and the results of the treatment could be registered. However the dissemination and implementation of such guidelines still have to overcome various difficulties. This article deals with the question, whether clinical practice guidelines do have any influence on finding the right medical diagnosis and if so, what these influences are. Finally, it is discussed, if those recommendations are suitable to help the doctor in avoiding misdiagnosis. It could be outlined that guidelines can be helpful for diagnostic and therapeutic decisions. To what extent these recommendations lead to an avoidance of misdiagnosis, cannot be answered scientifically at present. Literature about this topic does not exist. From the authors' point of view a positive effect can be assumed.

Vermeidung von Fehldiagnosen durch Leitlinien?

Diagnose (griechisch: dia = durch, gnosein = kennen) ist der Vorgang der Erkenntnisgewinnung durch die Zuordnung eines Phänomens oder einer Gruppe von Phänomenen zu einer Kategorie. Auch das Resultat einer solchen Klassifizierung bezeichnet man als Diagnose. Am häufigsten wird der Begriff in der Medizin verwendet, wo er die Erkennung einer Krankheit oder Verletzung *(Kategorie)* aufgrund von Symptomen und/oder Zeichen *(Phänomenen)* bezeichnet. Zur Diagnose kommt man, indem man durch Anamneseerhebung, körperliche Untersuchung und durch verschiedene weitere diagnostische Verfahren (Labor, morphologische Untersuchungen, endoskopische Methoden, Biopsien u.a.m.) den Kreis der in Betracht zu ziehenden Erkrankungen (Differentialdiagnosen) so lange eingeschränkt, bis eine ausreichende und zufriedenstellende Basis für die Entscheidung über eine Therapie entsteht.

Wird nach Abschluss des diagnostischen Entscheidungsprozesses von Seiten des Klinikers jedoch eine tatsächlich nicht bestehende Erkrankung als vorliegend angenommen und führt das Nichterkennen der wirklich vorhandenen Krankheit zur Einleitung einer falschen Therapie, wodurch sich konsekutiv die Prognose des betroffenen Patienten verschlechtert, spricht man von einer Fehldiagnose (Kirch, Schafii 1994; Kirch, Engwicht 2004). Fehldiagnosen entstehen also, wenn die richtige Diagnose nicht oder erst zu spät gestellt wird (Duchmann, Zeitz 2002; Gross 2002). Um Fehler in der Diagnostik zu vermeiden, muss der Arzt bemüht sein, die anamnestischen und klinischen Daten des Patienten präzise zu erheben und adäquat zu gewichten, eigene Erfahrungen für die Diagnosestellung zu nutzen sowie die derzeit geltende Lehrmeinung zu den in Frage kommenden Erkrankungen zu kennen (Kirch 1992).

Der behandelnde Arzt hat sich also hinsichtlich des diagnostischen Vorgehens an Qualitätsstandards zu orientieren – ein Anspruch, der im täglichen Routinebetrieb oftmals vernachlässigt wird, nicht allein angesichts der immer knapper werdenden Ressource Zeit, die für das diagnostische Prozedere und damit für eine geglückte Arzt-Patienten-Beziehung jedoch entscheidend ist (Kienzle 2004).

Das Sozialgesetzbuch formuliert die Forderung nach Qualität folgendermaßen (§ 70 SGB V):

> „… Die Versorgung der Versicherten muss ausreichend und zweckmäßig sein … und muss in der fachlich gebotenen **Qualität** … erbracht werden."

Definition von Qualität

Der traditionelle technisch-funktionale Qualitätsbegriff beschäftigte sich vornehmlich mit dem Messen und Sichern einer Produktqualität (Ohnmann 1997). Demgegenüber geht es in der Medizin jedoch vorwiegend um Dienstleistungen und somit um die Qualität eines Prozesses. In der medizinischen Behandlung kann daher Qualität als der Unterschied zwischen idealem und tatsächlichem Ergebnis definiert werden (Brook; Lohr 1985). Aufgrund der Forderung, sich stärker an den Bedürfnissen der Patienten zu orientieren, entstand ein patientenzentrierter Qualitätsbegriff. Danach ist Qualität „das Maß, in dem die gesundheitliche Versorgung von Individuen oder Gruppen die Wahrscheinlichkeit erhöht, dass vom Patienten erwünschte, auf die Gesundheit bezogene Ergebnisse erzielt werden, und zwar in Übereinstimmung mit dem aktuellen Wissen des Berufsstandes" (Lohr; Schroeder 1990). Die deutsche Norm DIN 55350, die internationale Norm ISO 8402 sowie weitere Normen der ‚European Organisation for Quality Control (EOQC)' und auch die ‚American Society for Quality Control (ASQC)' definieren Qualität wie folgt:

> „Qualität ist die Gesamtheit der Merkmale und Merkmalswerte eines Produktes oder einer Dienstleistung, bezüglich ihrer Eignung, festgelegte und vorausgesetzte Erfordernisse zu erfüllen".

Messung von Qualität

Die Messung einer Qualität erfolgt anhand festgesetzter Kriterien. Unter einem Qualitätskriterium versteht man systematisch entwickelte Aussagen, die dazu benutzt werden können, die Eignung spezifischer Entscheidungen, Dienste oder Ergebnisse im Gesundheitswesen zu beurteilen (Institute of Medicine 1992). Diese Kriterien werden wiederum nach verschiedenen Eigenschaften eingeteilt:

Bezugskategorie, Bezugsinhalt, Spezifikation (Ohnmann 1997).

Verankert in der DIN ISO 9000, die allgemeingültige Leitlinien und Empfehlungen zu Qualitätsmanagementsystemen gibt, lassen sich Qualitätskriterien in der Krankenversorgung in erster Linie nach der Bezugskategorie differenzieren. Man unterscheidet drei Ausprägungen:

- **Struktur,**
- **Prozess**
- **und Ergebnis.**

Unter **Strukturqualität** versteht man die zur Verfügung stehenden Mittel und Ressourcen sowie die physische und organisatorische Arbeitsumgebung (Anzahl und Ausbildungsstand des Personals, Art und Umfang der Ausstattung, Organisation und Art des Gesundheitssystems).

Die **Prozessqualität** bezieht sich auf alle Maßnahmen, die im Laufe der Behandlung eines Patienten ergriffen werden oder nicht ergriffen werden. Sie umfasst alle Handlungsprozesse der zwischenmenschlichen und medizinischen Interaktionen und Organisationsleistungen, die zur Versorgung von Patienten unternommen werden (Indikationsstellung, Diagnostik, Therapie und Optimierung der Behandlungsabläufe)

Ergebnisqualität orientiert sich am Ergebnis der medizinischen Behandlung (z. B. Heilungsquoten, Komplikationen, Mortalitätsraten, Lebensqualität; Ohnmann 1997).

Hinsichtlich der drei genannten Begriffe kommt in der Medizin – wie bereits erwähnt – der Prozessqualität eine große Bedeutung zu, da die Krankenversorgung im Wesentlichen eine Dienstleistung ist. Allgemein wird die zulässige bzw. erwünschte Ausprägung eines Qualitätskriteriums durch die jeweiligen Qualitätsstandards festgelegt. Somit ergibt die Qualitätsmessung die zu erfassende Leistung durch den Vergleich mit vorher festgelegten Standards oder mit Leistungen anderer. Dies kann einerseits zu Qualitätsverbesserungen führen, dient andererseits aber auch der Sicherung des erreichten Qualitätsstandards.

Qualitätssicherung

Der Qualitätssicherung dienen alle Maßnahmen, die dafür sorgen, dass eine Qualität so gut bleibt, wie sie ist oder da verbessert wird, wo Mängel bestehen (Ohnmann 1997). Qualitätssicherung und -verbesserung sind demnach als eine Daueraufgabe zu verstehen, die zu keinem Zeitpunkt abgeschlossen ist. Die Sicherung der Qualität der eigenen Arbeit ist ein wichtiger Bestandteil der ärztlichen Berufsausübung. Sie stellt keinen Selbstzweck dar, sondern ist ein zielgerichteter Prozess im Gesundheitswesen zur Verbesserung der Patientenversorgung und Patientenzufriedenheit. Ebenso kann sie helfen, Unwirtschaftlichkeiten zu vermeiden (AWMF 2004). Der Begriff Qualitätssicherung hat nicht nur in die ärztliche Berufsordnung, sondern auch in das Gesundheitsstrukturgesetz Eingang gefunden:

> **§ 135a (1) SGB V; Verpflichtung zur Qualitätssicherung**
> „Die Leistungserbringer sind zur Sicherung und Weiterentwicklung der Qualität der von ihnen erbrachten Leistungen verpflichtet. Die Leistungen müssen dem jeweiligen Stand der wissenschaftlichen Erkenntnisse entsprechen und in der fachlich gebotenen Qualität erbracht werden."

In den letzten Jahren hat sich ein ganzes Netzwerk von Qualitätssicherungseinrichtungen im Gesundheitswesen formiert: neben der

„Bundesgeschäftsstelle Qualitätssicherung" (BQS), die am 01.01.2001 ihre Tätigkeit aufgenommen hat, gründete sich 1995 das *„Ärztliche Zentrum für Qualität in der Medizin"* (ÄZQ), um die Arbeit der ärztlichen Spitzenorganisationen auf dem Gebiet der Qualitätssicherung zu koordinieren. Der gesetzlich verankerte *Koordinierungsausschuss,* der ebenfalls Aufgaben zur Qualitätssicherung wahrgenommen hat, ist seit Anfang des Jahres 2004 zusammen mit vier anderen Vorgänger-Gremien in den *„Gemeinsamen Bundesausschuss"* (G-BA) eingeflossen. In letzterem sind Leistungserbringer, Kostenträger, sowie Patientenbeauftragte und Selbsthilfeorganisationen vertreten. Erstmals hat auch der Patient ein Mitspracherecht. Weiterhin wurde im Zuge der Umsetzung des GKV-Modernisierungsgesetzes Anfang 2004 ein fachlich unabhängiges, rechtsfähiges, wissenschaftliches *„Institut für Qualität und Wirtschaftlichkeit im Gesundheitswesen"* geschaffen (IQWiG), das im Auftrag des Gemeinsamen Bundesausschusses und des Bundesgesundheitsministeriums arbeitet (SGB V §139a). Es hat unter anderem die Aufgabe, eine wissenschaftliche Bewertung des medizinischen Nutzens und der Qualität von Leistungen durchzuführen. Darüber hinaus gibt es noch viele weitere Einrichtungen, die sich mit Fragen der Qualitätssicherung im Gesundheitswesen beschäftigen.

Ein weit verbreitetes und aktuelles Qualitätssicherungsinstrument ist die *Leitlinie.*

Definition und Ziele von Leitlinien

Leitlinien werden seit Mitte der 20iger Jahre des vergangenen Jahrhunderts in Diskussionen um Qualität und Effizienz des deutschen Gesundheitssystems eine Schlüsselrolle zugesprochen (Ollenschläger 2003). Vor diesem Hintergrund haben Teile der Ärzteschaft und Krankenkassen immer wieder die konsequente Berücksichtigung von Leitlinien in Klinik und Praxis gefordert (Ollenschläger 2003). Die aktuelle Diskussion fand ihren Ausgangspunkt im Sommer 1993, als der „Sachverständigenrat für die Konzertierte Aktion im Gesundheitswesen" (seit 01.01.2004 „Sachverständigenrat zur Begutachtung der Entwicklung im Gesundheitswesen") in seinem Gutachten die Empfehlung aussprach, eine Sammlung von diagnostischen und therapeutischen Empfehlungen, Leitlinien und Richtlinien (Standards) zur Verbesserung der Qualitätssicherung zu initiieren. Ihre Notwendigkeit für die Medizin wird dabei vorrangig mit dem Ziel einer „Vermeidung von Überfluss und Defiziten", um „das Notwendige zu ermöglichen", begründet. Der Rat beauftragte damit die „Arbeitsgemeinschaft der wissenschaftlich medizinischen Fachgesellschaften" (AWMF), ein Zusammenschluss von derzeit ca. 145 Fachgesellschaften. Fast zeitgleich wurden Anfang der neunziger Jahre nationale Leitlinienprogramme in verschiedenen anderen Ländern entwickelt und systematisch genutzt – so z. B. in den USA, in Kanada, Neuseeland und Schottland.

Definitionsgemäß sind Leitlinien systematisch entwickelte Stellungnahmen mit dem Zweck, Ärzte und Patienten bei der Entscheidung über zweckdienliche Maßnahmen der Krankenversorgung unter spezifischen klinischen Umständen zu unterstützen (Institute of Medicine 1992). Sie sind ein anerkanntes Instrumentarium des Qualitätsmanagements. Leitlinien sollen das umfangreiche Wissen zu speziellen Versorgungsproblemen werten, gegensätzliche Standpunkte klären und unter Abwägung von Nutzen und Schaden das bestmögliche Vorgehen gewährleisten (Ollenschläger et al. 2001). Sie geben den guten medizinischen Durchschnitt wieder, beziehen sich somit also nicht auf das spezielle Individuum. Dabei sollen sie den Behandlungsablauf jedoch nicht einengen, sondern lediglich einen bestimmten Behandlungskorridor vorgeben bzw. abgrenzen. Der Arzt muss weiterhin eigenverantwortlich bei jedem Patienten individualisiert die endgültige Diagnose und das daraus resultierende Behandlungsschema festlegen (AWMF 2004).

Leitlinien sind rechtlich nicht bindend, da sie nicht durch Gesetzeskörperschaften erlassen werden, können aber rechtliche Bedeutung erlangen, wenn sie im Fall eines ärztlichen Fehlverhaltens vor Gericht als Hilfsnorm herangezogen werden. Denn je sicherer sie den aktuellen

Stand des medizinischen Wissens widerspiegeln, desto stärker kommt der behandelnde Arzt bei Abweichen von einer Evidenz-basierten Leitlinie (s. u.) in Rechtfertigungszwang. Leitlinien sollen den Stand des Wissens über effektive und zweckdienliche Behandlungsmöglichkeiten widerspiegeln. Dazu müssen sie selbstverständlich fortwährend den Entwicklungen und Fortschritten der Medizin angepasst werden. Hinsichtlich der Flexibilität werden Leitlinien zwischen Standards und Optionen angesiedelt (Eddy 1990, Ohnmann 1997).

Leitlinien sollten einfach (checklistenartig), aber auch umfassend sein. Sie müssen Aussagen zu

- Diagnostik,
- Indikationen,
- Kontraindikationen,
- Therapie,
- adjuvante Maßnahmen und
- Nachbehandlung

enthalten (Hartel, Lorenz 1996).

In der Empfehlung des Europarates – Recommendation (2001)13 – wird das vorrangige **Ziel** von Leitlinien wie folgt formuliert:

> „Hauptziel medizinischer Leitlinien ist es, unter Berücksichtigung der vorhandenen Ressourcen gute klinische Praxis zu fördern und zu unterstützen und die Öffentlichkeit darüber zu informieren" (Zitat aus Rec (2001)13, Kapitel II, Leitlinienfunktionen).

Die Bundesärztekammer nennt als wesentliche Ziele von Leitlinien

- die Sicherung und Verbesserung der gesundheitlichen Versorgung der Bevölkerung
- die Berücksichtigung systematisch entwickelter Entscheidungshilfen in der ärztlichen Berufspraxis
- die Motivation zu wissenschaftlich begründeter und ökonomisch angemessener ärztlicher Vorgehensweise unter Berücksichtigung der Bedürfnisse und Einstellungen des Patienten

- die Vermeidung unnötiger und überholter medizinischer Maßnahmen und unnötiger Kosten
- die Verminderung unerwünschter Qualitätsschwankungen im Bereich der ärztlichen Versorgung
- die Information der Öffentlichkeit (Patienten, Kostenträger, Fachöffentlichkeit und von anderen) über notwendige und allgemein übliche ärztliche Maßnahmen bei speziellen Gesundheitsrisiken und Gesundheitsstörungen (Bundesärztekammer 1997)

Qualität von Leitlinien

Zur Beurteilung der Qualität von Leitlinien können die Kriterien der Agency for Health Care Policy and Research (AHCPR) herangezogen werden (❯ *Tab. 5.1*).

◘ Tab. 5.1

Eigenschaften von Leitlinien (Grimshaw, Russell 1993)

Eigenschaften von Leitlinien
Validität
Reproduzierbarkeit
Zuverlässigkeit
Repräsentativität
Klinische Anwendbarkeit
Klinische Flexibilität
Verständlichkeit
Dokumentation
Nachprüfung

Entwicklung von Leitlinien

Um den aktuellen Wissensstand als Grundlage für die Entwicklung einer Leitlinie zusammenzutragen, kann der Prozess der Leitlinienerstellung verschiedenen Ansätzen folgen. Neben einfachen Literaturrecherchen und bestehenden Expertenmeinungen können u.a. deskriptive, quasi-experimentelle, offene, sowie kontrollierte bzw. randomisierte klinische Studien herangezogen werden. Nach dem Evidenz-basierten Denkansatz ist die Wahrscheinlichkeit für die wissenschaftliche Validität einer Leitlinie am geringsten, wenn diese auf der Grundlage einer einfachen Literaturrecherche erstellt wurde oder ausschließlich das Resultat eines Expertenkonsensus ist. Liegt ihr jedoch eine systematische Recherche und Analyse der zur Verfügung stehenden wissenschaftlichen Erkenntnisse zugrunde, die nach objektiviertem, streng systematischem Prozedere mit festgelegten Einschluss- und Ausschlusskriterien und definiertem Qualitätsmanagement durchgeführt wurde und dabei auf Metaanalysen oder systematische Reviews randomisierter kontrollierter klinischer Studien zurückgegriffen hat, entspricht sie den höchsten Anforderungen. Man spricht dann auch von einer Evidenz-basierten Leitlinie.

Gemäß der erkenntnistheoretischen Qualität der wissenschaftlich-medizinischen Quelle wird diese von Vertretern der Evidenz-basierten Medizin einem bestimmten Level innerhalb einer definierten Rangfolge zugewiesen:

Stufe Ia: wenigstens eine Metaanalyse auf der Basis methodisch hochwertiger randomisierter, kontrollierter Studien (RCTs)

Stufe Ib: wenigstens ein ausreichend großer, methodisch hochwertiger RCT

Stufe IIa: wenigstens eine hochwertige Studie ohne Randomisierung

Stufe IIb: wenigstens eine hochwertige Studie eines anderen Typs, quasi-experimentelle Studie

Stufe III: mehr als eine methodisch hochwertige nichtexperimentelle Studie

Stufe IV: Meinungen und Überzeugungen von angesehenen Autoritäten (aus klinischer Erfahrung), Expertenkommissionen; beschreibende Studien.
(AHCPR Publication 1992, 92–0032: 100–107; abrufbar unter http://www.cochrane.de/ccevidenzhierachie.htm)

Der Begriff „**Evidenz**" im Kontext der Evidenz-basierten Medizin (EbM) leitet sich vom englischen Wort „*evidence*" = *Nachweis, Beleg*" ab. Er bezieht sich auf die Informationen aus klinischen Studien, die einen Sachverhalt erhärten oder widerlegen. EbM beruht auf der Anwendung wissenschaftlicher Methoden, die das ganze Spektrum medizinischer Tätigkeiten beinhalten und unterzieht auch lang etablierte medizinische Traditionen, die noch nie systematisch hinterfragt wurden, einer kritischen Wertung. EbM ist also der gewissenhafte, ausdrückliche und vernünftige Gebrauch der gegenwärtig besten, wissenschaftlichen Evidenz für Entscheidungen in der medizinischen Versorgung individueller Patienten. Die Praxis der EbM bedeutet die Integration individueller klinischer Expertise mit der bestmöglichen externen Evidenz aus systematischer Forschung unter Berücksichtigung der Wertvorstellungen und Präferenzen der betroffenen Patienten (Sackett 1997, Türp 2003). Dabei versteht man unter individueller klinischer Expertise das Können und die Urteilskraft, die Ärzte durch ihre Erfahrung und klinische Praxis erwerben. Externe Expertise leitet sich ab aus klinisch relevanter, meist patientenorientierter Forschung.

Es haben sich sowohl national als auch international vielfältige Strukturen und Fachgesellschaften entwickelt, die sich der Erstellung und Verbreitung von Leitlinien angenommen haben. Zu nennen wäre einerseits die Arbeitsgemeinschaft der Wissenschaftlich Medizinischen Fachgesellschaften (AWMF), die Empfehlungen und Leitlinien zur Diagnostik und Therapie publiziert, andererseits die einzelnen Fachgesellschaften selbst, die Arzneimittelkommission der Bundesärztekammer und weitere Standesorganisationen.

Die von der AWMF veröffentlichten Leitlinien sind nach Fachgebieten geordnet und mit einer Registernummer versehen. Zusätzlich sind die Entwicklungsstufe, der Monat der zuletzt vorgenommenen Änderung und das Datum der voraussichtlichen Gültigkeit der Leitlinie ersichtlich. Sind Leitlinien für nicht mehr aktuell erklärt, zum angekündigten Datum nicht überprüft oder seit mehr als 5 Jahren nicht mehr aktualisiert, werden sie den „nicht aktualisierten Leitlinien" zugeordnet. Greift man sich exemplarisch die Disziplin der Gynäkologie und Geburtshilfe heraus, stehen insgesamt 51 Leitlinien zur Verfügung, von denen 16 jedoch nicht aktualisiert sind. Der Hauptanteil der aktuell verfügbaren Leitlinien befindet sich auf der Entwicklungsstufe 1 (29 von 35 Leitlinien). Die erste Stufe der Entwicklung bedeutet, dass eine repräsentativ zusammengesetzte Expertengruppe kurzfristig in einem informellen Konsens eine Leitlinie erarbeitet hat, die vom Vorstand dieser Gruppe verabschiedet wurde (S1 = Expertengruppe). Innerhalb der Entwicklungsstufe 2 (S2 = Formale Konsensfindung) werden die Leitlinien der Stufe 1 einem bewährten formalen Konsensusverfahren (Nominaler Gruppenprozess, Konsensuskonferenz oder Delphikonferenz) unterzogen und verabschiedet. Auf dieser Stufe befinden sich 4 Leitlinien innerhalb des gewählten Fachbereiches. Nur zwei Leitlinien weisen die Entwicklungsstufe 3 auf, welche eine Erweiterung der Stufe 2 um 5 Komponenten beinhaltet: Logik, Konsensus, „Evidence-based medicine", Entscheidungsanalyse und „Outcome"-Analyse. Die abrufbaren Empfehlungen im Bereich der Gynäkologie weisen einen recht unterschiedlichen Wissensstand auf. Sie wurden zwischen 12/1999 und 06/2004 verfasst bzw. zuletzt geändert. Die nicht aktualisierten Leitlinien reichen bis 10/1997 zurück. ❯ *Tabelle 5.2* zeigt die Anzahl der Leitlinien der AWMF im Fach Gynäkologie und Geburtshilfe, die inhaltliche Aussagen zur Diagnostik und/oder Therapie aufweisen, bezogen einmal auf die Gesamtanzahl der verfügbaren Empfehlungen sowie getrennt nach deren Aktualitätsgrad.

◻ Tab. 5.2

Anzahl der Leitlinien der Disziplin Gynäkologie und Geburtshilfe der AWMF vom 06.10.2004; Zitierdatum 07.10.04, abrufbar unter http://leitlinien.net/

Inhaltliche Ausrichtung	Anzahl Leitlinien insgesamt (n= 51)	Anzahl aktueller Leitlinien (n=35)	Anzahl nicht aktueller Leitlinien (n=16)
Ausschließlich Diagnostik	5 (10 %)	5 (14 %)	0
Mit Aussagen zur Diagnostik und Therapie	28 (54 %)	17 (49 %)	11 (69 %)
Ausschließlich Therapie	13 (26 %)	9 (26 %)	4 (25 %)
Sonstiges (z. B. Rechtsfragen)	5 (10 %)	4 (11 %)	1 (6 %)

Die Tabelle zeigt, dass z. Zt. der Internetabfrage für das ausgewählte Fach in nur 5 (= 10 %) der Fälle Leitlinien vorlagen, die *ausschließlich* Aussagen zur Diagnostik aufwiesen. Dagegen beschäftigten sich 13 (= 26 %) der Orientierungshilfen allein mit Inhalten zur Therapie. Der Hauptanteil der Handlungsempfehlungen trifft Aussagen zur Diagnostik und Therapie: 28 Leitlinien (= 54 %). Insgesamt scheinen in der untersuchten Disziplin Aussagen zur Therapie zu überwiegen. Um für die Gesamtheit aller Fächer der AWMF-Leitlinien derartige Aussagen treffen zu können, bedarf es weiterer Recherchen.

Als eine weitere Organisation ist die Cochrane Collaboration zu nennen, die im Oktober 1993 von insgesamt 77 Teilnehmern aus neun verschiedenen Ländern gegründet wurde. Sie hat zum Ziel, Entscheidungen im Gesundheitswesen auf eine bessere Informationsgrundlage zu stellen, indem sie Erkenntnisse generiert, die für die Prävention, Behandlung und Rehabilitation spezieller medizinischer Probleme oder Problemgruppen relevant sind. Dazu verfasst ein weltweites Netz von Wissenschaftlern und Ärzten systematische Übersichtsarbeiten zur Bewertung von Therapien, achtet auf deren Aktualität und verbreitet sie. Die Nutzer und Konsumenten von Gesundheitsdienstleistungen beteiligen sich auf allen Ebenen der Organisation. Derzeit sind 49 Reviewgruppen zu bestehenden oder geplanten Feldern des Gesundheitswesens registriert (http://www.cochrane.de/).

Weiterhin bieten zahlreiche Leitlinienherausgeber Informationsdienste und Leitliniendatenbanken über das Internet an. Hierzu gehören in Deutschland unter anderem Kliniken, Universitäten, Berufsverbände, ausgewählte Fachgesellschaften sowie Gremien der ärztlichen Selbstverwaltungskörperschaften (www.leitlinien.de/leitlinienanbieter/index/view).

Das aktuelle Interesse an Leitlinien im In- und Ausland beruht auf der Tatsache, dass derzeit die Gesundheitssysteme der industrialisierten Länder mit vergleichbaren Problemen konfrontiert werden: steigenden Kosten infolge erhöhter Nachfrage nach Gesundheitsleistungen, immer teurer werdende Technologien, alternde Bevölkerungen, Qualitätsschwankungen der Gesundheitsversorgung und dem selbstverständlichen Wunsch der Patienten und Leistungsanbieter nach bestmöglicher Versorgung (Ollenschläger 2004).

Sie sind eine Antwort auf versorgungsepidemiologische Untersuchungen, die Unterschiede im diagnostischen und therapeutischen Vorgehen von verschiedenen Ärzten, Arztgruppen oder Regionen aufzeigen, und regelhaft den Verdacht auf eine Unter-, Über-, Fehldiagnostik und -behandlung oder ein unwirtschaftliches Vorgehen nahe legten, woraus wiederum gefolgert wurde, dass die Aus-, Weiter- und Fortbildung der Ärzte nicht hinreichend sind (Linden 2004).

Aufgrund der unkontrollierten Zunahme und teilweise intransparenten Qualität deutschsprachiger Leitlinien, wurde der Wunsch nach einem institutionellen Verfahren laut, mit dem Zweck vorhandene Leitlinien kritisch bewerten zu können. Es gründete sich 1999 das Deutsche Leitlinien-Clearingverfahren, dessen Koordinierung beim *Ärztlichen Zentrum für Qualität in der Medizin* (ÄZQ) angesiedelt ist, mit dem Ziel von Transparenz, Praktikabilität, Wissenschaftlichkeit und Wirtschaftlichkeit im Bereich der Leitlinien (http://www.leitlinien. de/clearingverfahren/index/view ; Ollenschläger, 2004). Aufgrund der erforderlichen Zeit, der Sachkenntnis und der finanziellen Mittel für die Leitlinienerarbeitung, und der Vielfalt der medizinischen Fragestellungen, mit denen Patienten, Leistungserbringer oder Gesundheitspolitiker täglich konfrontiert werden, ist es nicht möglich, in kurzer Zeit fundierte Empfehlungen für den Großteil medizinischer Themen zu erstellen. Dies erfordert eine Priorisierung/Gewichtung von Leitlinienthemen. Die Clearingstelle soll dieser Notwendigkeit ebenfalls nachkommen.An diesem Projekt beteiligen sich die Bundesärztekammer, die Kassenärztliche Bundesvereinigung, die Deutsche Krankenhausgesellschaft, die Spitzenverbände der Krankenkassen (Gesetzliche Krankenversicherungen und Private Krankenversicherungen) sowie die gesetzliche Rentenversicherung (Bundesversicherungsanstalt für Angestellte und der Verband Deutscher Rentenversicherungsträger; Ollenschläger 2004).

Zusätzlich einigten sich 2001 die ärztlichen Fachgesellschaften und die ärztliche Selbstverwaltung auf gemeinsame Standards zur Leitlinien-Entwicklung, um zukünftig einer Divergenz der Empfehlungen vorzubeugen. Das im Oktober 2000 herausgegebene Leitlinien-Manual zeigt auf, wie die in diesen Dokumenten dargelegten Vorstellungen bei der Entwicklung, Adaptation oder Implementierung von Leitlinien konkretisiert werden können. Das Manual entstammt – neben eigenständigen Vorarbeiten in Deutschland – der Kooperation des ÄZQ mit dem Scottish Intercollegiate Guideline Network (http://www.leitlinien.

de/leitlinienqualitaet/manual/index/view). In den USA veröffentliche 1998 das „National Guideline Clearinghouse" erste Ergebnisse.

Zur Rationalisierung der Leitlinienentwicklung gründete sich auf internationaler Ebene das internationale Leitlinien-Netzwerk „G-I-N" (Guidelines International Network). Mitglied aus Deutschland sind: das Ärztliche Zentrum für Qualität in der Medizin (ÄZQ), die AWMF, die Ärztekammer Berlin, die Bundesgeschäftsstelle für Qualitätssicherung und der Gemeinsame Bundesausschuss (Stand 07/04). In Deutschland wurde im September 2003 auf der Grundlage eines Kooperationsvertrages von Bundesärztekammer, AWMF und Kassenärztliche Bundesvereinigung das „Nationale Programm für Versorgungs-Leitlinien (NVL)" gegründet, deren organisatorische Realisierung an die ÄZQ delegiert wurde. Im Mittelpunkt von NVL steht die Darlegung und Implementierung konsentierter, Evidenz-basierter Handlungsempfehlungen der deutschen Fachgesellschaften und weiterer Herausgeber von Leitlinien. (http://www.leitlinien.de/versorgungsleitlinien). Das NVL schafft die inhaltliche Grundlage für strukturierte Behandlungsprogramme (Disease Management Programs (DMPs)), mit Hilfe derer eine Optimierung standardisierbarer Versorgungsabläufe für definierte Patientengruppen – und zwar bevorzugt chronisch Kranke – erreicht werden soll.

Kritische Wertung

Die Behandlung von Patienten bzw. die Medizin als solche, besteht aus einer Folge von Entscheidungen über diagnostische Maßnahmen, die Interpretation von Befunden, die Auswahl von Therapien und die Durchführung von Interventionsmaßnahmen (Linden 2004). Durch die Einführung von Leitlinien erhofft man sich ein praktikables Instrumentarium, das Ärzte und Patienten bei dem Prozess der Entscheidungsfindung unterstützt. Die Ärzteschaft kam auf ihrem 105. Deutschen Ärztetag 2002 zu dem Konsens, dass „eine rationale Behandlung unter angeleiteter selbstverantwortlicher Mitwirkung der Patienten und unter Anwendung einer evidenzbasierten und leitliniengestützten Medizin eine in der Regel sinnvolle Vorgehensweise darstellt."

Voraussetzungen für die Effizienz von Leitlinien

Als Voraussetzung für die Effizienz von Leitlinien nicht nur hinsichtlich medizinischer Diagnosestellungen im Speziellen, sondern auch bezüglich des ärztlichen Handelns im Allgemeinen, sind drei Faktoren ausschlaggebend:

- die *Art ihrer Entwicklung,*
- die *Form ihrer Verbreitung (Disseminierung)* und letztlich
- ihre *Implementierung.*

Es hat sich gezeigt, dass die Akzeptanz einer Leitlinie steigt, wenn die späteren Anwender direkt in den Erstellungs-/Entwicklungsprozess miteinbezogen werden (Ollenschläger 2001). Schon vor Jahren konnte dies u.a. anhand einer großen englischen Untersuchung bei niedergelassenen Pädiatern gezeigt werden (North of England Study of Standards and Performance in General Practice 1992). Dort wurde ein positiver Effekt von Qualitätssicherungsmaßnahmen nur bei den Ärztegruppen gefunden, die aktiv an der Erarbeitung der Standards mitgewirkt hatten. Die geringste Effektivität besteht, wenn auf nationalem Niveau Experten ohne Beteiligung derjenigen, für die diese Leitlinien bestimmt sind, mit der Entwicklung betraut sind (Gerlach et al. 1998, Flottorp et al. 2002). Dies lässt die Erarbeitung „interner" Leitlinien sinnvoll erscheinen. Eine derartige Form der Entwicklung bringt jedoch eine Einschränkung bezüglich der Qualität (z. B. Repräsentativität, Validität) von Leitlinien mit sich. Außerdem erfordert sie den unnötigen Einsatz umfangreicher Ressourcen; an vielen Stellen würde derselbe Forschungsgegenstand bearbeitet (z. T. zeitgleich). Eine denkbare Alternative wäre hier die Entwicklung nationaler wissenschaftlich valider Leitlinien, die auf lokale Verhältnisse (Kontext, Ressourcen) adaptiert würden (Ohnmann 1997, Gerlach 1998).

Sind Handlungsempfehlungen entwickelt, müssen sie den Weg zum behandelnden Arzt finden. Die Möglichkeiten der *Disseminierung* von Leitlinien sind vielfältig. Hinsichtlich der Effektivität der Maßnahmen lässt sich eine Rangfolge erkennen. Dabei haben *Veröffentlichungen in Fachzeitschriften* oder das gezielte Anschreiben einer bestimmten Fachgruppe den geringsten Effektivitätsgrad. Erschwerend kommt hinzu, dass hochwertige versorgungsrelevante Studien heute in hohem Maße in englischer Sprache publiziert werden. Aufgrund der weit verbreiteten Unwilligkeit oder Unfähigkeit, direkt mit englischsprachigen Informationen zu arbeiten, deren Anteil auf über 80 % beziffert wird, ist der Transfer in das deutsche Gesundheitssystem eher zufallsgesteuert als systematisch (Antes 2004). Die nächste Effektivitätsstufe nehmen die herkömmlichen *Fortbildungsveranstaltungen* ein. Sie sind den Publikationen in Fachzeitungen geringfügig überlegen. Höchste Effektivität zeigen jedoch spezifische, *interaktive und problembezogene Fortbildungen* zur Vermittlung von Leitlinieninhalten (Gerlach 1998, Ollenschläger 2001). Letztere erfordern einen hohen zeitlichen Aufwand, Sachkenntnis und umfangreiche finanzielle Mittel. In Deutschland erfolgt momentan die Verbreitung von Leitlinien primär passiv, also über den eher konventionellen Weg der Fachzeitschrift, des Lehrbuchartikels, der CD-Rom, des Internets oder des Vortrages auf Konferenzen und Seminaren. Eine *adressatenorientierte* Disseminierung ist anzustreben, um das Maß der Einflussnahme zu steigern.

Um Leitlinien zur Stellung einer Diagnose heranziehen zu können, bedarf es letztlich ihrer *effektiven Implementierung*. Dies setzt drei wesentliche Dinge voraus. Zu aller erst müssen die zur Verfügung stehenden Handlungsempfehlungen den involvierten Parteien bekannt sein, damit sie in den Entscheidungsprozess einfließen können. Hierzu ist anzumerken, dass allein der Wissenstand über die *Existenz* von Leitlinien unter den Nutzern stark differiert. Hinsichtlich der Kenntnis der *Inhalte* von Leitlinien existieren ebenfalls erhebliche Unterschiede. Vorhandene Informationen sind dabei zum Teil unzureichend. Hagemeister et al. konnten in einer schriftlichen Befragung von 11547 Hausärzten,

Internisten und Kardiologen in Deutschland zeigen, dass nur 23,7 % aller Studienteilnehmer über eine adäquate inhaltliche Kenntnis der in diesem Falle untersuchten Hypertonieleitlinien verfügten (Hagemeister et al. 2001). Auswertungen in Abhängigkeit von der Spezialisierung wiesen deutliche Unterschiede auf: Ein ausreichender Kenntnisstand lag bei 18,8 % der praktischen Ärzte, 25,6 % der Internisten und 37,1 % der Kardiologen vor. Dies zeigt, dass die alleinige Produktion und Publikation einer Handlungsempfehlung nicht zwangsläufig zu Verhaltensänderungen auf Seiten des medizinischen Personals führt. Aber auch das Wissen um Leitlinien ist kein Garant für deren Umsetzung (Ryan 2004). Erst wenn der behandelnde Arzt im zweiten Schritt die Empfehlung für sich *akzeptiert* und im Folgenden seine Behandlungsstrategie dann entsprechend der publizierten Leitlinie modifiziert, ist die dritte und letzte Stufe der erfolgreichen Implementierung erreicht. Hierbei bestehen jedoch multiple potentielle Barrieren, die einerseits den Arzt selbst und andererseits externe Faktoren betreffen. Der behandelnde Arzt hat u.a. Sorge um die Einengung/Manipulation seiner Entscheidungsmöglichkeiten. Er ist unsicher hinsichtlich rechtlicher Konsequenzen und wird zudem mit einer Vielzahl von z. T. komplexen Leitlinien mit z. T. auch widersprüchlichen Empfehlungen konfrontiert.

Die Praxis hat gezeigt, dass die Befolgung von Leitlinien zu einer Verbesserung der klinischen Versorgung und sogar zu einer Letalitätsreduktion führen kann (Hoppe 2003). Eine intensive Auseinandersetzung mit Leitlinien kann zu positiveren Behandlungsergebnissen führen, was z. B. anhand einer Auswertung der HYDRA-Studie (Hypertension and Diabetes Risk Screening Awareness Study) gezeigt werden konnte (Wagner et al. 2004). Derartige Untersuchungen beziehen sich jedoch auf die angewandten Therapiemittel und das Behandlungsergebnis. Sie sagen nichts aus über den Einfluss von Leitlinien auf den Prozess der Diagnosefindung.

Generell ist festzuhalten, dass die entscheidenden Voraussetzungen für eine Einflussnahme von Leitlinien auf das ärztliche Handeln, und zwar deren *adressatenorientierte Disseminierung* und Implementation, bisher noch unzureichend gegeben sind.

Inhalte von Leitlinien

Kritische Stimmen wenden gegen Leitlinien ein, dass sie im Gegensatz zu Übersichtsarbeiten keine persönliche klinisch geleitete Gewichtung der Autoren enthalten, was vor allem für die Bereiche wichtig ist, in denen nur eine bedingte Evidenz oder eine Evidenz bedingter Generalisierbarkeit gegeben ist (Linden 2004). Außerdem können sie ebenfalls einem fachlichen Bias einzelner Autoren oder dominanter Autorengruppen unterliegen, allerdings mit dem Unterschied, dass die verantwortlichen Autoren im Gegensatz zu Übersichtsarbeiten nicht mehr so einfach zu erkennen sind. Vergleicht man die Intention einer Leitlinie mit der einer Übersichtsarbeit, fallen entscheidende Unterschiede auf. Nach Linden zielt erstere eher darauf ab, Verhaltensvorschriften zu machen. Es geht primär nicht darum, wie ein Problem zu verstehen ist, als vielmehr wie eine konkrete *Lösung* auszusehen hat (Linden 2004). Übersichtsarbeiten wollen dagegen das Wissen und das Verständnis für medizinische Probleme vermitteln, so dass dem Arzt ermöglicht ist, beim einzelnen Patienten zweckdienliche Maßnahmen zu ergreifen. Dies scheint erstrebenswert, da man in der Medizin nur selten von einer eindeutigen Wenn-Dann Beziehung sprechen kann. Ein bestimmtes Symptom deutet zwar mit hoher Wahrscheinlichkeit auf ein Krankheitsgeschehen hin, impliziert aber immer auch, dass eine Ausnahme bzw. ein atypisches Symptom vorliegen kann.

Leitlinien bieten meist eine zeitgemäße Diagnostik und Therapie an, was dazu beitragen kann, das Arzt-Patienten-Verhältnis zu stärken, da der Patient auf die Aktualität der Behandlung vertrauen möchte. Beachtet werden muss, dass Leitlinien sich jedoch immer nur auf einen Durchschnittspatienten beziehen. Sie berücksichtigen keine Vor- oder Begleiterkrankungen. Sie lassen die individuellen Wünsche und Ängste des Patienten unberücksichtigt. Dessen Selbstverfügungsrecht ist jedoch grundsätzlich verbrieft und gilt bei Krankenbehandlungen uneingeschränkt. Entscheidungen bei der Behandlung sind somit meist als Kompromisse zwischen ärztlicher Planung und Patientenerwartung anzusehen und konsekutiv das Resultat eines ganz individuellen und einzigartigen Vorganges. Generell muss man sich vor Augen führen, dass medizinische Entscheidungen einen äußerst komplexen Vorgang darstellen. Sie sind ein *mehrschrittiger* und *rückgekoppelter* Prozess, stets mehrdimensional bedingt und laufen aufgrund der Formulierung von Zukunftsaussagen immer unter der Bedingung der Unsicherheit ab (Linden 2004).

Zur wissenschaftlichen Beschreibung des Handlungs- und Entscheidungsprozesses unterscheidet die Handlungstheorie eine Ebene der Handlungsplanung, eine der Entscheidungsfindung sowie Ebenen der Handlungsdurchführung. ❯ *Tabelle 5.3* führt die einzelnen Wissensbasen auf, die bei einer Entscheidung auf der Ebene der Handlungsplanung herangezogen werden.

◻ **Tab. 5.3**

Handlungstheoretischer Entscheidungsprozess: die Ebene der Handlungsplanung (nach Linden 2004)

Theoriewissen	Grundsätzliche Kenntnisse
Erfahrungswissen	Persönliche positive und negative Erfahrungen mit bestimmten Verfahren
Situationswissen	Kenntnis des Individualfalls und der konkreten Rahmenbedingungen (z. B. ob OP-Saal frei ist)
Emotionswissen	Emotionale Präferenzen (z. B. eher ein handlungsorientierter Arzt oder ein abwartendes Naturell)
Interaktionswissen	Einfließen der Patientenvorstellungen in den Entscheidungsprozess (z. B. fehlende Bereitschaft zur Operation)
Erwartungswissen	Möglichkeit der Vorhersage bezüglich des Ergebnisses der angestrebten Intervention

Leitlinien erfassen nur die Basis des Theoriewissens. Hinsichtlich der übrigen Entscheidungsvoraussetzungen werden und können sie nicht konkret sein. Im Rahmen der Handlungs- und Therapieplanung werden sie demnach den geforderten Ansprüchen in ihrer Gesamtheit nicht gerecht.

Diagnosefindung und Leitlinien

Es stellt sich die Frage, was *Leitlinien* hinsichtlich der *Formulierung von Diagnosen* leisten können. Dafür scheint es sinnvoll sich zu vergegenwärtigen, zu welchem Zeitpunkt der Diagnosestellung ein Arzt adäquate Leitlinien zu Rate zieht.

Zu Beginn dieses Beitrages wurde der Vorgang der Findung einer adäquaten Diagnose als die Erkennung einer Krankheit aufgrund von Symptomen definiert, begleitet durch verschiedene Verfahren, die den Kreis der in Betracht zu ziehenden Erkrankungen (Differentialdiagnosen) so lange eingeschränkt, bis eine zufriedenstellende Basis für die Entscheidung über eine Therapie entsteht. Zu den wichtigsten diagnostischen Methoden zählen nicht nur die ausführliche Befragung des Patienten (Anamnese) und dessen körperliche Untersuchung sondern u.a. auch entsprechende Labordiagnostiken und diverse bildgebende Methoden (Ultraschall, MRT, etc.), sowie weitere Verfahren (Labor, morphologische Untersuchungen, endoskopische Untersuchungen, Biopsien u.a.m.). Vielfach wird die Meinung vertreten, dass jedoch gerade das Gespräch mit dem Patienten und dessen körperliche Untersuchung den größten Beitrag zur Diagnosesicherung und damit zu einer soliden Behandlung liefern (Kirch; Schafii 1996; Kienzle 2004; Scheppokat 2004). Demzufolge wird eine adäquate Gewichtung der Honorierung von ärztlichen Leistungen gegenüber technischen Leistungen gefordert, wobei es einfacher ist, technische Leistungen zu katalogisieren und mit einem Preis zu versehen. Zur Verbesserung des Arzt-Patienten-Verhältnisses ist es jedoch von enormer Bedeutung, die ärztliche

Leistung in ein angemessenes Verhältnis zur technischen Leistung zu setzen (Kienzle 2004).

Das Ziel aller diagnostischen Verfahren ist das Schaffen einer soliden Grundlage für die Formulierung einer vorläufigen oder Verdachtsdiagnose. Eine Bedeutung bzw. Beteiligung von Leitlinien in dieser Phase der Diagnosefindung wird von zahlreichen Autoren bezweifelt, wenn nicht gar verneint. Sie gehen davon aus, dass im Zusammenhang mit der Abklärung der vorliegenden Erkrankung zunächst die *interne Evidenz* des einzelnen Arztes/der einzelnen Ärztin oder des Ärzteteams dominiert. Interne Evidenz führt das vorhandene medizinische Wissen, die Praxiserfahrung und die Informationen aus der konkreten Patient-Arzt-Beziehung zusammen (Hoppe 2004, Sackett 1997). Vertretern der Evidenz-basierten Medizin zufolge spiegelt sich ein Zuwachs an individueller Expertise auf vielerlei Weise wider, besonders aber in *treffsichereren Diagnosen* und in der mitdenkenden und mitfühlenden Identifikation und Berücksichtigung der besonderen Situation (Sackett 1997). Für die ärztliche Zuwendung ist Zeit, Kontinuität und Erfahrung erforderlich. Die Erfahrung wächst mit der Dauer der Tätigkeit bzw. dem Alter und wird sicherlich immer eine individuelle Größe des jeweiligen Arztes bleiben (Kienzle 2004). Das individuelle medizinische Wissen kann *im Vorfeld* durch die persönliche Auseinandersetzung des behandelnden Arztes mit den Inhalten publizierter Leitlinien um aktuelle medizinische Erkenntnisse bereichert werden. Während des *ersten Kontaktes* mit dem Patienten und seinem konkreten gesundheitlichen Problem scheinen sie jedoch erst einmal in den Hintergrund zu treten.

Die konkrete Anwendung einer Evidenz-basierten Leitlinie erfolgt also erst nach vorläufiger Erkennung des Patientenproblems. Steht eine Verdachtsdiagnose fest, ist der Zeitpunkt gekommen *externe Evidenz* (= aktueller Stand der wissenschaftlichen Medizin) heranzuziehen. Die eingeholten Antworten der externen Evidenz sind für den Einzelfall kritisch zu bewerten auf ihre Validität, auf ihre klinische Relevanz allgemein und auf ihre konkrete Anwendbarkeit im Einzelfall. Der Arzt muss sorgfältig entscheiden, welche externe Evidenz in die interne

Evidenz zu integrieren ist und welche nicht (Hoppe 2004). Zu diesem Zeitpunkt kann das Hinzuziehen vorhandener Handlungsempfehlungen den Arzt zu einer kritischen Auseinandersetzung mit seiner formulierten Diagnose anregen. Es ist einerseits möglich, dass er sich in seiner Diagnose bestätigt sieht. Andererseits kann ihn das Einbeziehen von publizierten Empfehlungen zu einer Revidierung seiner Krankheitsfindung veranlassen. Dabei bieten die aufgeführten primären und sekundären diagnostischen Verfahren zusätzliche Hilfestellung. Sie können auf fehlende Untersuchungen oder Unterlagen zur Sicherung der Diagnose hinweisen. Weiterhin kann die Konfrontation mit zusätzlich zu berücksichtigenden Differentialdiagnosen bei dem vorliegenden Symptomkomplex und im jeweiligen Fall einen Beitrag zur definitiven Diagnosestellung liefern. Die Diagnose wird also entweder erhärtet oder revidiert, was eine Beschäftigung mit derartigen Handlungsempfehlungen wertvoll erscheinen lässt. Gemäß Evidenz-basierter Medizin nutzen gute Ärzte eben sowohl klinische Expertise als auch die beste verfügbare externe Evidenz, denn keiner der beiden Faktoren reicht allein aus (Sackett 1997). Dabei muss festgehalten werden, dass die Umsetzung der allgemeinen diagnostischen und therapeutischen Orientierungshilfen auf die individuelle, konkrete Patientensituation als ärztlicher Entscheidungsfreiraum bestehen bleiben muss. Evidenzbasierte Medizin darf nicht ein Instrument sein, um Patienten zu typisieren und Behandlungsabläufe zu schematisieren. Es steht aber auch eindeutig fest, dass die Therapiefreiheit des Arztes nicht als eine uneingeschränkte Handlungsfreiheit oder als diagnostische und therapeutische Anarchie falsch verstanden werden darf.

Zusammenfassend kann festgehalten werden, dass Leitlinien für diagnostische und therapeutische Entscheidungen hilfreich sind. Gleichwohl können sie nicht mehr als Orientierungshilfen sein. Sie entbinden den Mediziner nicht von seiner ärztlichen Verantwortung. Inwieweit das Hinzuziehen von Leitlinien dann letztlich dazu führen kann, dass „falsche" Verdachtsdiagnosen revidiert werden und es damit zu einer Vermeidung von Fehldiagnosen kommt, kann aufgrund der vorliegenden Datenlage jedoch nicht definitiv beantwortet werden. Ein Einfluss von Leitlinien auf die Diagnosestellung scheint gegeben. In welchem Ausmaß ist jedoch nicht bekannt.

Fazit

An medizinische Leitlinien wird die Erwartung geknüpft, die ärztliche Alltagsroutine wirksam zu verändern, eine effektivere und wirtschaftlichere Versorgung zu ermöglichen sowie den Gesundheitszustand der Patienten zu verbessern (Gerlach 1998). Die Verbesserung der Diagnose- und Behandlungsqualität bedeutet, sich regelmäßig über den neuesten Stand des Wissens zu informieren. Dies ist ohne Frage angesichts der ständig auf uns zukommenden Wissensflut eine Herausforderung, der man kaum gerecht werden kann. In Medizinischen Fachzeitschriften wird jedes Jahr eine unüberschaubare Zahl von Informationen, mit einer immer kürzer werdenden Halbwertszeit veröffentlicht. So ist es selbst für die wissenschaftlich tätigen Ärzte schwer, die neuesten Entwicklungen ihres Fachgebietes zu überschauen.

Leitlinien können dem einzelnen Arzt im Sinne so genannter „*Behandlungskorridore*" Hilfestellung leisten. Dabei darf nicht außer Acht gelassen werden, dass die Medizin keine Naturwissenschaft sondern eine Erfahrungswissenschaft ist, die sich zwar mehr oder weniger naturwissenschaftlicher Methoden bedient, zu großen Teilen aber nur mit „wahrscheinlich richtigem Wissen" umgehen muss, wobei zusätzlich noch außermedizinisch begründete Wertungen in die einzelnen Entscheidungsprozesse mit einfließen. Der Patient ist nicht als statistische Größe aufzufassen. Er ist ein Subjekt mit einer ganz individuellen Biographie. Ärzte treten in Beziehung zu kranken Personen und nicht zu krankhaften Erscheinungen. Leitlinien sind somit als Orientierungshilfen anzusehen. Die Zugriffszahlen auf die Leitliniendatenbank der AWMF lassen ein zunehmendes Interesse der Ärzteschaft an publizierten Handlungsempfehlungen erkennen. Trotzdem zeigt die Praxis, dass Entwicklung, Distribution und vor allem die Implementierung von

Leitlinien noch erhebliche Mängel aufweisen. Da von verschiedenen Seiten unserer Gesellschaft mehr Transparenz des Mitteleinsatzes und der Qualität medizinischer Versorgung gefordert wird, können medizinische Leitlinien dazu beitragen, das ärztlicherseits für unverzichtbar oder notwenig Gehaltene zu definieren, Qualitätsziele zu begründen und dadurch den medizinischen Versorgungsaufwand rational zu rechtfertigen. Die Frage, inwieweit Leitlinien jedoch helfen, Fehldiagnosen zu vermeiden, kann aus wissenschaftlicher Sicht derzeit nicht beantwortet werden, da Literaturdaten dazu fehlen. Dies sollte Inhalt zukünftiger Untersuchungen unter besonderer Berücksichtigung der Versorgungsrealität sein. Aus Sicht der Autoren ist ein positiver Effekt zu vermuten.

Literatur

1. Antes G. Die Evidenz-Basis von klinischen Leitlinien, Health Technology Assessments undPatienteninformation als Grundlage für Entscheidungen in der Medizin. Z ärzt Fortbild Qual Gesundhwes 2004; 98: 180 – 4

2. Arbeitsgemeinschaft der Wissenschaftlichen Medizinischen Fachgesellschaften (AWMF). Hinweis auf den Gesamtindex der Leitlinien und Empfehlungen auf der Internetseite http://leitlinien.net/ (2004)

3. Brook RH, Lohr KN. Efficacy, effectiveness, variations, and quality. Boundary-crossing research. Med Care 1985; 23: 710 – 22

4. Bundesärztekammer, Kassenärztliche Bundesvereinigung. Beurteilungskriterien für Leitlinien in der medizinischen Versorgung. Dtsch Ärztebl 1997; 94: 1622 – 3, 1754 – 5, 2154 – 5

5. Eddy DM. Clinical decision making: from theory to practice. Designing a practice policy. Standards, guidelines, and options. JAMA 1990; 263: 3077 – 84

6. Duchmann R, Zeitz M. Fehldiagnosen in der Gastroenterologie. Internist 2002; 43: 607 – 17

7. Flottorp S, Oxman AD, Havelsrud K, Treweek S, Herrin J. Cluster randomised controlled trial of tailored domised controlled trial of tailored interventions to improve the management of urinary tract infections in women and sore throat. BMJ 2002; 325: 367 – 72

8. Gerlach FM , Beyer M, Szcsenyi J, Fischer GC. Leitlinien in Klinik und Praxis. Dtsch Ärztebl 1998; 95: A – 1014 – 1021

9. Grimshaw JM, Russell IT. Achieving health gain through clinical guidelines. I: Developing scientifically valid guidelines. Qual Health Care 1993; 2: 243 – 8

10. Gross WL. Fehldiagnosen. Internist 2002; 43: 593 – 4

11. Hagemeister J, Hagemeister J, Schneider CA, Barabas S, Schadt R, Wassmer G, Mager G, Pfaff H, Hopp HW. Hypertension guidelines and their limitations – the impact of physicians' compliance as evaluated by guideline awareness. J Hypertens 2001; 19: 2079 – 86

12. Hartel W, Lorenz W. Empfehlungen zum Erstellen von Leitlinien der Deutschen Gesellschaft für Chirurgie. Deutsche Gesellschaft für Chirurgie Mitteilungen 1/1996; S. 32, Demeter Balingen (1996)

13. Hoppe JD. Gute Leitlinien sind Orientierungshilfen und keine Checklis-

ten. Z ärzt Fortbild Qual Gesundhwes 2004; 98: 174 – 5

14. Hoppe UC. Warum werden Leitlinien nicht befolgt? Dtsch Med Wochenschr 2003, 128: 820 – 4

15. Institute of Medicine. Guidelines for clinical practice: from developement to use. Washington, DC. National Academic Press 1992

16. Kienzle HF. Fragmentierung der Arzt-Patienten-Beziehung durch Standardisierung und Ökonomisierung. Z ärzt Fortbild Qual Gesundhwes 2004; 98: 193 – 9

17. Kirch W, Engwicht A. Definition und Häufigkeit der Fehldiagnose. 2004

18. Kirch W, Schafii C. Reflections on misdiagnosis. J Intern Med 1994; 235: 399 – 404

19. Kirch W. Der Begriff der Fehldiagnose. In: Kirch W (Hrsg.): Fehldiagnosen in der Inneren Medizin. Stuttgart: Gustav Fischer Verlag; 1992

20. Kirch W, Schafii C. Misdiagnosis at a University Hospital in 4 medical eras: report on 400 cases. Medicine 1996; 75: 29 – 40

21. Kirchner H, Fiene M, Ollenschläger G. Disseminierung und Implementierung von Leitlinien im Gesundheitswesen. Dtsch Med Wochenschr 2001; 126: 1215 – 20

22. Linden M. Der Einfluss von Leitlinien, Standards und ökonomischen Vorgaben auf medizinische Entscheidungsprozesse. Z ärzt Fortbild Qual Gesundhwes 2004; 98: 200 – 5

23. Lohr KN, Schroeder SA. A strategy for quality assurance in Medicare. N Engl J med 1990; 322: 707 – 12

24. North of England Study of Standards and Performance in General Practice. Medical audit in general practice. I: Effects on doctors clinical behaviour for common childhood conditions. BMJ 1992; 304: 1480 – 4

25. Ohnmann C. Was ist Qualitätsmanagement? In: Scheibe O (Hrsg.) Qualitätsmanagement in der Medizin. Handbuch für Klinik und Praxis, Landsberg am Lech: ecomed Verlag; 1997

26. Ollenschläger G. Medizinischer Standard und Leitlinien – Definitionen und Funktionen. Z ärzt Fortbild Qual Gesundhwes 2004; 98: 176 – 9

27. Ollenschläger G. Globalisierung der Leitlinienarbeit. Die BKK 2003; 4: 199 – 206

28. Ollenschläger G, Kirchner H, Fiene M. Leitlinien in der Medizin – scheitern sie an der praktischen Umsetzung? Internist 2001; 42: 473 – 83

29. Ryan J, Piercy J, James P. Assessment of NICE guidance on two surgical procedures. Lancet 2004; 363: 1525 – 26

30. Sackett DL. Was ist evidenzbasierte

Medizin und was nicht? Münch. Med Wschr. 1997; 139: 644 – 5

31. Scheppokat KD. Anfälligkeit komplexer Systeme. Dtsch Arztebl 2004, 101: A – 998 – 9

32. Türp JC. Bedeutung evidenzbasierter Ansätze in der Zahnmedizin. In: Böning K, Kirch W (Hrsg.): Evidenzbasierte Zahnheilkunde. Berlin: Quintessenz Verlags-GmbH; 2003

33. Wagner N, Pittrow D, Kirch W, Küpper B, Krause P, Höfler M, Bramlage P, Wittchen HU. Leitlinienorientierung deutscher Hausärzte bei der Diagnostik und Therapie der arteriellen Hypertonie und des Diabetes mellitus. Soz.-Präventivmed 2004; 49: 261 – 8

Qualitätsmanagement, Patientensicherheit und Risikomanagement

Quality Management, Patient Safety and Risk Management

M. Schrappe · Marburg/L.

Schlüsselwörter	Qualitätsmanagement, Patientensicherheit, Risikomanagement, Fehler
Keywords	*Quality Management, Patient Safety, Risk Management, Error*

Korrespondenzadress	Prof. Dr. med. Matthias Schrappe
Address of Correspondence	Ärztlicher Direktor
	Klinikum der Philipps-Universität
	Marburg/L.
	Baldinger Straße
	35043 Marburg
	Tel. 06421 28-66100
	Fax 06421 28-66102
	schrappe@med.uni-marburg.de

Zusammenfassung

Die Begriffe Patientensicherheit und Risikomanagement stehen für die neuste Entwicklung im Stadium des *value of care,* der letzten Phase des aktuellen Strukturwandels, in dem sich das deutsche Gesundheitswesen befindet. Diese Phase löst das Stadium der Kostendämpfung ab und ist dadurch charakterisiert, dass den Kosten eine definierte Qualität gegenübersteht. **Patientensicherheit,** definiert als „Abwesenheit von unerwünschten Ereignissen" ist ein äußerst relevantes Problem: 10 % der Krankenhauspatienten erleiden ein unerwünschtes Ereignis, das wiederum in knapp der Hälfte der Fälle auf einen Fehler zurückgeht und als **Schaden** anzusehen ist. Wichtig für das Verständnis ist der Begriff des **Beinahe-Schadens,** bei dem zwar eine Regelverletzung (Fehler) aufgetreten ist, aber kein **unerwünschtes Ereignis** die Folge war. Die häufigste Methode zur Erfassung unerwünschter Ereignisse ist die retrospektive Auswertung von Krankenakten, die unerwünschte Ereignisse bei 3 – 11 % der aufgenommenen Patienten ergeben. Studien mit direkter Beobachtung kommen zu höheren Ergebnissen (17,7 %). Nosokomiale Infektionen kommen bei 3 – 5 % aller Patienten, Arzneimittel-bedingte unerwünschte Ereignisse bei 0,17 bis 6,5 % vor. Medikationsfehler (Verschreibung, Dosierung, Verteilung) sind in bei zu 50 % der Arzneimittelgaben zu beobachten. Krankenhausaufnahmen sind eine häufige Folge von Arzneimittel-bedingten unerwünschten Ereignissen (3,2 bis 10,8 % aller aufgenommenen Patienten), andere Folgen sind bleibende schwere Schäden und Todesfälle. Die Sterblichkeit an Arzneimittel-bedingten unerwünschten Ereignissen liegt zwischen 0,04 und 0,95 % aller Patienten. In Deutschland besteht die Gefahr einer „Malpractice Crisis" mit hohen Versicherungsprämien und schlechtem Zugang zu Versicherungen. Fehler dürfen nicht nur als individuelles Versagen, sondern als letzter Schritt einer Fehlerkette angesehen werden, bei der organisatorische Defizite die wichtigste Rolle spielen. Es ist Aufgabe eines Critical Incident Report Systems, Fehler, Beinahe-Schäden und Schäden (anonym) zu erfassen, um durch Eingreifen in die Fehlerkette Schäden zu verhindern. Eine Vertrauenskultur ist dafür unbedingt notwendig, die Unternehmensleitung muss den Mitarbeitern klar darlegen, dass die Kenntnis der Ereignisse Vorrang vor einer Sanktionierung hat (non-punitives Herangehen). Die Prävention von Fehlern und Schäden muss in das Führungskonzept integriert und von der Leitung glaubhaft vertreten werden. Aber auch das Selbstverständnis der Professionen muss sich verändern, insbesondere hinsichtlich der Risikowahrnehmung (z. B. Müdigkeit) und einer Abkehr von der Null-Fehler-Annahme. Das Verständnis von Indikatoren als „Warnhinweise" und deren Validierung ist eine wissenschaftliche Aufgabe. Die Patientensicht kann sich derzeit auf eine politische Stärkung der Stellung der Patientenorganisationen in den Gremien des Gemeinsamen Bundesausschusses berufen. Aus Sicht der Patienten ist weiterhin die Veröffentlichung von Komplikationsstatistiken zu fordern, wenngleich der wissenschaftliche Nachweis, dass hierdurch eine Verbesserung der Versorgung erreicht werden kann, noch nicht abschließend geführt worden ist.

Abstract

Patient safety is the latest issue in the present stage of the German health care system, characterized by costs and quality both resulting in *value of care*. Patient safety defined as "absence of adverse events" represents an important problem, because 10 % of inhouse patients experience an adverse event, which in nearly 50 % of the cases is due to an error (preventable adverse event). Threats and near misses are errors without a consecutive adverse event, much more common and better to integrate in the concept of risk management, which is based on thorough analysis and prevention of errors in medicine. Chart reviews show adverse events in between 3 and 11 % of hospital patients, studies with direct observation result in higher estimates (17,7 %). Nosocomial infections occur in 3 – 5 % and adverse drug events in 0,17 to 6,5 % of patients. Medication errors (ordering, dosing, distribution) are present in up to 50 % of all drug applications. Adverse drug events are important reasons for hospital admissions (3,2 to 10,8 % of all admitted patients), other consequences of adverse drug events are severe disability and death. Mortality of adverse drug events is estimated between 0,04 and 0,95 % of all patients. The introduction of risk management in the German health care system is one option to prevent a malpractice crisis similar to the situation in the US health care system in the nineties. Errors are not to be considered only as individual but also as organisational failures. Critical incident report systems (CIRS) can help to increase the knowledge about errors, near misses and adverse events, so that prevention of errors can take place. On the organisational level, it is an issue of leaderchip to convince the members of the organisation that prevention of errors has a higher priority than punishing and blaming. The medical and other professions, on the other side, have to change their self-understanding from the zero mistake philosophy to accepting errors as common events, which is a prerequisite that analysis can be performed. The participation of patients should be strengthened, because public disclosure is an important issue, although the scientific evidence for real improvement in health care resulting from problic disclosure is still inconclusive.

Der Strukturwandel der letzten Jahre im Gesundheitswesen hat erhebliche Veränderungen in Bedeutung, Funktion und Rollenverständnis der Beteiligten in allen Bereichen mit sich gebracht, sowohl auf der Ebene der Organisationen als auch auf der Ebene der Professionen und nicht zuletzt der Patienten und anderer Nutzer von Gesundheitsleistungen. Diese Veränderungen waren begleitet von der Einführung von neuen Begriffen, Methoden und Instrumenten, die – obwohl implizit bereits vorhanden – eine maßgebliche Bedeutung bei den genannten Strukturveränderungen erhielten. Zu nennen ist vor allem die Evidence-based Medicine als Schule der medizinisch(-pflegerischen) Entscheidungsprozesse, die nach der Definition von Sackett die nachvollziehbare Analyse, Kombination und Bewertung der besten verfügbaren externen Information mit der der klinischen Erfahrung bedeutet (Sackett et al. [69]). Die systematische Bewertung der Untersuchungs- und Behandlungsmethoden im Rahmen des Health Technology Assessments (HTA) geht darüber hinaus und bezieht auch soziale, ökonomische, juristische und ethische Fragen mit ein (Perry und Eliastam [59]). Leitlinien sind nach den beiden vorgenannten Methoden systematisch entwickelte Stellungnahmen, die der Beratung von Ärzten und den anderen Berufen im Gesundheitswesen sowie den Patienten dienen (Field und Lohr [29]), die sowohl auf der Gesundheitssystemebene als auch institutionell Anwendung finden (Schrappe [72]). Vornehmlich auf der institutionellen und professionellen Ebene hat sich in den letzten Jahren das Instrument des Qualitätsmanagements etabliert, die Steuerung der Aktivitäten einer Organisation zur Verbesserung der Qualität; allerdings hat die Qualitätsdarstellung z. B. in Form des gesetzlich vorgeschriebenen Qualitätsberichtes auf der Systemebene zunehmend Bedeutung erhalten (sog. Qualitätswettbewerb) (Kizer [45], Schrappe [75]). In diesem Rahmen erhält der Patient als Nachfrager eine zentrale Bedeutung, der unter Nutzung der vorhandenen Informationsquellen seine Entscheidungen (zumindest theoretisch) unter dem Aspekt der Nutzenmaximierung trifft und seine Konsumentenautonomie ausbaut (Angell und Kassirer [3]). Der letzte und inhaltlich der schwierigste Schritt ist die wachsende Bedeutung, die dem Begriff der Patientensicherheit zukommt, eine Thematik, die auch auf der politischen Ebene und nicht zuletzt in der Öffentlichkeit Reaktionen hervorruft und in Zukunft hervorrufen wird. Der Begriff der Patientensicherheit und des Risikomanagements als Mittel zur Erhöhung der Patientensicherheit wird im Folgenden aus den gesundheitspolitischen Rahmenbedingungen und auf dem Hintergrund des aktuellen Standes des Qualitätsmanagements systematisch hergeleitet. Es wird dabei die Ebene des Gesundheitssystems, der Organisationen, der Professionen und der Patienten bzw. Nutzer unterschieden.

6.1 Patientensicherheit und Risikomanagement aus Sicht des Gesundheitssystems

6.1.1 Gesundheitspolitische Rahmenbedingungen

Die Relevanz der Qualität im Gesundheitswesen ist nicht unabhängig vom Entwicklungsstand des jeweiligen Gesundheitswesens zu sehen. In den industrialisierten Ländern entwickelt sich das Gesundheitswesen von der Phase der Kostendeckung über die Phase der Kostendämpfung zur Phase des Wettbewerbs fort (Relman [66]). In der Phase der Kostendeckung werden alle erbrachten Leistungen vergütet, explizite Qualitätssicherungsprogramme existieren nur in Ausnahmefällen, wie z. B. die Perinatalerhebung, eines der ältesten Qualitätsdarlegungsprojekte in Deutschland. Die Phase der Kostendämpfung *(cost containment)* begann in Deutschland im Jahr 1993 mit dem Gesundheitsstrukturgesetz unter Gesundheitsminister Seehofer – das Selbstkostendeckungsprinzip wurde aufgehoben und unter den Bedingungen einer sektoralen Budgetierung ein begrenzter Preiswettbewerb eingeführt, die transparente Erfassung der Leistungen (ICD, ICPM) begonnen und erste Fallpauschalen (und Sonderentgelte) für ca. 20 % der stationären Fälle definiert. Da nicht auszuschließen war, dass die noch nicht Risiko- und Komorbiditäts-adjustierten Fallpauschalen zu einer Verschlechterung der Gesundheitsversorgung führten, erhielt die sog. externe Qualitätssicherung, die Qualitätsdaten zu den Fallpauschalen erarbeitete, eine größere Bedeutung. In der dritten Phase steht den Kosten der Output in Form von Qualität und Leistungsmenge gegenüber, das Schlüsselwort ist der Wert der Leistung, value of care (Wenzel [89]). Die Qualität der Leistungen wird beschrieben über die nachgewiesene *(efficacy)* und umgesetzte Wirksamkeit *(effectiveness)*, muss in angemessener Form die Patientenpräferenzen berücksichtigen *(acceptability)*, zu möglichst niedrigern Kosten *(efficiency)* auf dem besten Kosten-Leistungs-Niveau *(optimality)* erbracht werden und im Übrigen Grundsätzen der sozialen und ethischen Kompatibilität *(legitimacy equity)* entsprechen (Donabedian [23]). Diese Entwicklung impliziert, dass die Kunden, in erster Linie die Patienten, aber auch Kostenträger, Arbeitgeber und andere kooperierende Anbieter gestützt auf Qualitätsinformationen und in ihrer Wahlfreiheit gestärkt als Nachfrager von Gesundheitsleistungen ihre beste Wahl treffen können *(health care consumerism* (Angell und Kassirer [3], Kizer [45]).

6.1.2 Qualität und Qualitätstransparenz

In Deutschland wurde der Übergang in die Phase des *value of care* durch die GKV 2000-Reform eingeleitet. Hervorzuheben sind diesbezüglich

- die bundesweite Durchführung der Qualitätssicherung durch die Bundesgeschäftsstelle Qualitätssicherung in Düsseldorf (BQS) nach §137 Abs. 1 i.V.m. §135a und §91 Abs. 1 SGB V,
- die verpflichtende Einführung des Qualitätsberichtes verbunden mit der Möglichkeit für Kostenträger und Kassenärztliche Vereinigungen, diese Informationen vergleichend z. B. im Internet zu präsentieren (§137 Abs. 1 Satz 3 Nr. 6 und Satz 6 SGB V),

- die Einführung des internen Qualitätsmanagements in allen Institutionen des Gesundheitswesens n. §135a SGB V – die Institutionen sollen lernen, mit Qualitätsinformationen zu steuern,
- die Stärkung der Patientensouveränität durch Repräsentation im Bundesausschuss, durch die Etablierung eines Patientenbeauftragten der Bundesregierung und durch die Möglichkeit der Bonusregelungen (§140f-h SGB V).

Allerdings müssen in dieser Situation zwei Voraussetzungen erfüllt sein, zum einen sind die Leistungen eindeutig zu definieren, so dass ihnen Informationen zu Kosten, Menge und Qualität zugeordnet werden können, zum anderen müssen Qualitätsinformationen systematisch erhoben, an die Kunden weitergeleitet und von diesen genutzt werden. Die erste Voraussetzung wird durch die Einführung der Diagnosis-Related Groups (DRG) angegangen, die zweite durch die große Zahl von gesetzlichen Vorgaben zur Qualitätssicherung und zum Qualitätsmanagement. Auch die zunehmende Bedeutung der Zertifizierung von Einrichtungen des Gesundheitswesens (z. B. KTQ®, Zertifizierung der Brustzentren) spielt hier eine wichtige Rolle. Wie in anderen Gesundheitssystemen auch, werden in dieser Phase der Entwicklung die sektoralen Grenzen als hinderlich identifiziert: *continuity of care* ist die Losung. In Deutschland wird daher an der Einführung der Integrierten Versorgung gearbeitet, für Patienten mit häufigen chronischen Erkrankungen werden Leitlinien-basierte Behandlungsprogramme entwickelt, die eine aktive Beteiligung der Patienten erfordern (Disease Management), und es werden unabhängige Institutionen geschaffen, die eine Nutzenbewertung von therapeutischen sowie diagnostischen Maßnahmen durchführen (Gemeinsamer Bundesausschuss und Institut für Qualität und Wirtschaftlichkeit).

Im Rahmen des allgemein gesteigerten Interesses an einer Qualitätstransparenz werden wenig überraschend DRG-bezogene Qualitätsinformationen veröffentlicht (Geschäftsbericht Helios Kliniken 2003 [36]). Dies ist eine nicht ganz unproblematische Vorgehensweise, da das auf Deutschland übertragene australische System nur der Kostenhomogenität der Fallgruppen und nicht deren medizinischen Homogenität Rechnung trägt. Ohne zusätzliche Risikoadjustierung können die Kosten von DRG verglichen werden, Qualitätsvergleiche können zwischen den Fallgruppen jedoch nicht angestellt werden. Entsprechende Vergleiche zu Outcomekriterien wie der Krankenhaus-bezogenen Mortalität stehen daher unter dem Vorbehalt einer wissenschaftlichen Überprüfung.

Eine wichtige Rolle spielt das Qualitätsmanagement und die Qualitätssicherung hinsichtlich der Fragestellung, ob durch das DRG-System Qualitätsverschlechterungen auftreten. Abgesehen davon, dass die umfangreichen wissenschaftlichen Daten eine Verschlechterung der Versorgungsqualität nicht wahrscheinlich erscheinen lassen (s. z. B. Kahn et al. [42]), muss man die diesbezüglichen Ergebnisse der oben genannten gesetzlichen Initiativen z. B. im Rahmen des §137 SGB V zunächst aufmerksam beobachten. Es ist allerdings einschränkend zu bemerken, dass die „externe" Qualitätssicherung der Bundesgeschäftsstelle Qualitätssicherung (BQS) aus historischen Gründen noch sehr auf die operativen Fächer konzentriert ist; die ambulant erworbene Pneumonie als erste Diagnose aus den konservativen Fachgebieten kommt erst im Jahr 2005 hinzu. Weiterhin wird international nicht nur mit Anbieter-bezogenen Daten gearbeitet *(provider-level),* sondern auch mit Daten, die die Versorgung regional beschreiben *(area level)* (Davies et al. [20]). Hier besteht Nachholbedarf, insbesondere wenn die Versorgung zunehmend regionalisiert wird (Petersen et al. [60]). Die Einführung von Managed Care-Elementen durch die Möglichkeit des selektiven Kontrahierens bei Disease Management Programmen (DMP) und der integrierten Versorgung sowie durch die Möglichkeit der Patientensteuerung durch Bonussysteme, die hausarztzentrierte Versorgung (§73b SGB V) und Qualitätsinformationen wird allerdings in viel höherem Maße als die DRG-Einführung die Gefahr mit sich bringen, dass Qualitätsprobleme auftreten. Anders als bei den DRG ist die Datenlage hier widersprüchlich; nach den meisten Studien zu diesem Thema sind für die Versorgung der Gesamtbevölkerung keine Defizite zu erwarten (Miller und Luft [56]), während bei bestimmten

Diagnosen und Bevölkerungsgruppen (z. B. ältere Patienten) Defizite auftreten können (Asch et al. [4], Hellinger [37]).

6.1.3 Patientensicherheit: das Problem

Es ist leicht verständlich, dass der „mündige Patient" und die durch Qualitätstransparenz gut informierte Öffentlichkeit ein zunehmendes Interesse an der Frage der Patientensicherheit entwickelt. Zunächst wird dieses Interesse durch dramatische Einzelfälle wie Seitenverwechselungen bei Operationen, Blutgruppenverwechselungen bei Transplantationen oder schwere Krankenhaus-erworbene (nosokomiale) Infektionen geweckt. Es ist aber abzusehen, dass sich ein systematischeres Interesse herausbilden wird, das auch andere, weniger als Einzelfälle imponierende Ereignisse in Augenschein nimmt.

Nach der Definition des Institute of Medicine bedeutet der Begriff **Patientensicherheit** „Abwesenheit von unerwünschten Ereignissen" (Kohn et al. [47]). Nach zahlreichen Untersuchungen zu diesem Thema erleiden ca. 10 % der Krankenhauspatienten unerwünschte Ereignisse, von denen ungefähr die Hälfte auf Fehler zurückgehen, also vermeidbar gewesen wären. Das Institute of Medicine in den USA geht in seinem Report "To Err Is Human" von zwischen 44.000 und 98.000 Todesfällen pro Jahr aus, die auf unerwünschte Ereignisse zurückgehen (Kohn et al. [47]). Diese Zahlen stellen Hochrechnungen aus zwei großen Studien dar (Brennan et al [10], Thomas et al. [85]) und haben zu einer deutlichen Zunahme des öffentlichen Interesses geführt. Die Sterblichkeit allein durch Arzneimittel-bedingte unerwünschte Ereignisse liegt zwischen 0,04 % (Lazarou et al. [50]) und 0,95 % (Ebbesen et al. [24]) aller Krankenhauspatienten.

Die epidemiologischen Daten zur Häufigkeit von unerwünschten Ereignissen, Fehlern und Schäden ergeben durch Ungenauigkeiten und Verständnisschwierigkeiten bezüglich der Definition der Ereignisse und die Art der Erhebung zunächst ein uneinheitliches Bild. Es werden daher hier einige Anmerkungen zur Nomenklatur vorangestellt.

Ein **unerwünschtes Ereignis** *(adverse event)* ist im Institute of Medicine-Report "To Err Is Human" definiert als "an injury resulting from a medical intervention, or in other words, it is not due to the underlying condition of the patient" (Kohn et al. [47], S. 3). Der Begriff ist hier eng verbunden mit dem Begriff der **Sicherheit** *(safety)*: "Safety is defined as freedom from accidental injury" (ebd.). Die Joint Commission for Accreditation of Healthcare Organizations (JCAHO) unterscheidet prozedurenabhängige, arzneimittelabhängige, technisch bedingte und organisatorische unerwünschte Ereignissen. Bei den **medikamentenabhängigen Adverse Events** wird die Ineffektivität vom Medikationsfehler (z. B. bei der Arzneimittelverteilung), dem Verschreibungsfehler, der unerwünschten (Neben-)Wirkung (adverse drug effect, ADE, oder adverse drug reaction, ADR) und der Wechselwirkung mit anderen Substanzen abgegrenzt (Nadzam [57]). **Unerwünschte Arzneimittel-Wirkungen (ADE)** sind definiert als "response to any noxious, unintended, and undesired effect of a drug, which occurs at doses used in humans for prophylaxis, diagnosis, or therapy, or for modification of physiological function" (WHO [90], zit. n. Lazarou et al. [50]). Diese Definition macht keine Angaben über die Schwere des Effektes, schließt jedoch Dosierungsfehler als Ursache eines Adverse Drug Events nicht aus. Andere, neuere Definitionen schränken den Schweregrad des Ereignisses ein: "an appreciably harmful or unpleasant reaction, resulting from an intervention related to the use of a medicinal product, which predicts hazard from future administration and warrants prevention or specific treatment, or alteration of the dosage regimen, or withdrawal of the product." (Edwards et al. [25]).

In der Praxis kommt es außerdem immer wieder zu Verwechselungen zwischen den Begriffen des unerwünschten Ereignisses, des Fehlers, des Schadens und des Behandlungsfehlers (❯ *Abb. 6.1)*. Ein **Fehler** *(error)* ist primär definiert als Regelverletzung oder Wahl einer inadäquaten Vorgehensweise: "failure of a planned action to be completed as intended or the use of a wrong plan to achieve an aim" (Kohn et al. [47], S. 3). Der Begriff des Fehlers gründet sich auf eine bestehende, auf das Gelingen gerichtete Handlungsabsicht: ein Fehler ist das nicht erreichte Ziel einer *geplanten Handlungssequenz* durch unrichtige Ausführung eines adäquaten Plans und/oder die richtige Ausführung eines inadäquaten Plans (Reason [65], Dean et al. [21]). Man unterscheidet weiter das Versehen *(slip)* als Versagen der Wahrnehmung oder Selektion, die Flüchtigkeit *(lapse)* als Versagen von Gedächtnis, Wissen oder Aufmerksamkeit und den Fehler i. e. S. *(mistake)* als Verfolgen eines unrichtigen Ziels bzw. Nutzung eines unrichtigen Plans (Reason [65], Dean et al. [21]). Von dem Begriff des Fehlers abzugrenzen ist der Begriff der absichtlichen Regelverletzung, bei dem die Regelverletzung mit der geplanten Handlungsabsicht identisch ist *(violation)* und somit eine beabsichtigte, wissentliche Regelverletzung vorliegt (z. B. Gabe von Medikamenten in Tötungsabsicht).

Die Begriffe des unerwünschten Ereignisses und des Fehlers stehen zunächst nebeneinander: nicht alle unerwünschten Ereignisse sind vermeidbar und gehen auf einen Fehler zurück, und nicht alle Fehler (Regelverletzungen) haben ein unerwünschtes Ereignis zur Folge. Nur die Untergruppe der unerwünschten Ereignisse, die durch einen Fehler verursacht werden, sind als **Schaden** zu bezeichnen *(preventable adverse event),* und wiederum nur die Untergruppe der Schäden, die die „erforderliche Sorgfalt" vermissen lassen, sind ein **Behandlungsfehler** *(negligent adverse event)* (Laum [49] S. 44). Das Institute of Medicine der USA definiert "negligent adverse events represent a subset of preventable adverse events that satisfy legal criteria used in determining negligence (i. e., whether the care provided failed to meet the standard of care reasonably expected of an average physician qualified to take care of the patient in question)" (Kohn [47]). Als **Haftungsvoraussetzungen** sind neben dem stattgehabten Behandlungsfehler und dem Eintritt eines Schadens in erster Linie das Vorliegen eines Verschuldens des Arztes anzusehen. Zur Verwirklichung einer **Schadensersatzforderung** ist der Nachweis einer Kausalität zwischen Behandlungsfehler und Schaden zu fordern.

Von großer Bedeutung für das Herangehen an die Thematik insbesondere in den Institutionen ist der Fall, dass ein Fehler auftritt, der nicht von einem unerwünschten Ereignis gefolgt ist – eine Regelverletzung bzw. ein falscher Plan, aber ohne Folgen. Hierfür wird gemeinhin der Begriff des **„Beinahe-Fehlers"** *(near misses)* verwendet, unter dem man alle Ereignisse versteht, die potentiell ein unerwünschtes Ereignis hätten erbringen können, bei denen das unerwünschte Ereignis jedoch ausgeblieben ist: "any event that could have had adverse consequences but did not and was indistinguishable from fully fledged adverse events in all but outcome" (Barach und Small [6]). Die Verwendung des deutschen Begriffes „Beinahe-Fehler" ist allerdings missverständlich, da ein Fehler ja durchaus eingetreten ist, allerdings kein Schaden folgte. Zutreffender wäre der Begriff **Beinahe-Schaden.** Der Terminus entspricht theoretisch dem Begriff des Indikators, wodurch der Zusammenhang zwischen Risikomanagement und dem Konzept des Qualitätsmanagements untermauert wird. Gut verständlich ist der Begriff des **latenten Fehlers,** der Zustände oder Ereignisse beschreibt, die sich nicht zu einem unerwünschten Ereignis entwickeln, aber das Auftreten von unterwünschten Ereignissen begünstigen. Die latenten Fehler sind meist am Beginn der Fehlerkette lokalisiert und stehen den manifesten Fehlern gegenüber, die am *sharp end* der Fehlerkette, also in unmittelbaren Zusammenhang mit einem unerwünschten Ereignis auftreten (De Leval [22]). Zu den latenten Fehlern gehören nicht nur die Beinahe-Schäden *(near misses),* sondern auch **Risiken,** bei denen es sich um Einstellungen oder Entscheidungen auf der Ebene der Organisation handelt, die das Auftreten von Fehlern begünstigen (sog. *threats*). Helmreich (Helmreich [38]) unterscheidet drei Formen von threats:

- *environmental conditions* (Umgebungsbedingungen, z. B. Raumbeleuchtung),
- *staff-related conditions* (z. B. Kommunikation) und
- *patient-related conditions* (z. B. Begleiterkrankungen).

Der Erfassung von Behandlungsfehlern stehen große methodische Probleme entgegen. Die meist auf Auswertungen der Krankenakten zurückgehenden Schätzungen (chart reviews) sind naturgemäß retrospektiver Natur und weisen eine geringe Reliabilität auf (Koch-Weser et al. [46], Localio et al. [53]). Alternative Methoden zur Erfassung von

◻ Abb. 6.1

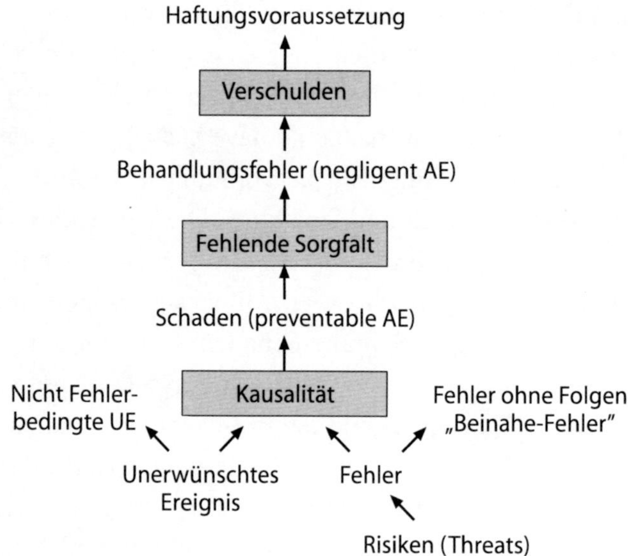

Begriffe und Definitionen

Adverse Events sind z. B. die direkte Beobachtung durch trainierte Personen (Andrews et al. [2]). Die Integration in Klinikkonferenzen führt nicht zuverlässig zu einer besseren Erfassung (Welsh et al. [88]). Eine gute Methode ist die Auswertung der Obduktionsergebnisse (Kirch et al. [44], die jedoch von der Obduktionsrate abhängt (Sonderegger-Iseli et al. [80]).

Die auf der Basis des Chart Reviews retrospektiv erhobene Häufigkeit unerwünschter Ereignissen beträgt nach den vorliegenden Studien zwischen 3 und 11 Ereignisse auf 100 Patientenaufnahmen (Bates et al. [7], Brennan et al. [10], Thomas et al. [85], Vincent et al. [87], Massanari [55]). In der größten prospektiv mit trainierten Beobachtern durchgeführten Studie wurden bei 17,7 % der Patienten adverse events festgestellt (Andrews et al. [2]). Zwischen 30 und 50 % der unerwünschten Ereignisse sind auf Fehler zurückzuführen, so dass zwischen 1 und 4 % aller Patienten einen durch Fehler verursachten Schaden erleiden (Bates et al. [8], Thomas et al. [85]). Bei der Auswertung von Schadensersatzverfahren liegt der Anteil höher (Rothschild [67]).

Die in den retrospektiv durchgeführten Untersuchungen erhobenen Daten überschätzen das Problem mit Sicherheit nicht, wie der Vergleich zu unerwünschten Ereignissen mit bekannter Häufigkeit zeigt. Hier bieten sich in erster Linie die nosokomialen Infektionen an, die in der internationalen Literatur bei unselektierten Patienten mit 3 – 5 % aller Patienten im Krankenhaus angegeben werden (Rueden et al. [68]). Damit liegt die Häufigkeit allein der nosokomialen Infektionen bereits bei der Hälfte der Gesamtheit aller unerwünschten Ereignisse. Auch die Untergruppe der Medikamenten-bedingten unerwünschten Ereignisse (adverse drug events) liegt auf einem vergleichbaren Niveau: die meist auf der Basis von retrospektiven chart reviews durchgeführten Untersuchungen ergeben Häufigkeiten zwischen 1,7 und 6,5 % aller Krankenhauspatienten (Bates et al. [8], Bates et al. [9], Classen [14], Classen [15]). In einer Studie (chart review) wurden nur getrennte Daten für ältere und jüngere Patienten mitgeteilt, die bei 0,63 und 0,17 % lagen (Thomas et al. [84]). In einer kleinen Studie bei 162 ambulanten Patienten wurde eine Rate von 25 % festgestellt (Gandhi [30]). In der Metaanalyse von Lazarou wurde eine Inzidenz von schweren adverse drug events von 6,7 % aller hospitalisierten Patienten gefunden (Lazarou [50]).

Von großem Interesse sind natürlich Medikationsfehler (Verschreibung, Dosierung, Verteilung), die den unerwünschten Arzneimittelreaktionen vorausgehen und von daher als near misses in der Lage sind, die unerwünschte Arzneimittelwirkung vorherzusagen (Bates et al. [8], Thomas et al. [85]). In einer großen Studie an über 10.000 Patienten konnten 530 solcher Fehler festgestellt werden (1,4 Fehler auf 100 Patientenaufnahmen), die in 5 Fällen zu einer unerwünschten Arzneimittelwirkung führten (Bates et al. [9]). In einer Untersuchung an 696 Medikationsfehlern waren in 30 % der Fälle mangelnde Informationen zu den Medikamenten, in 29,2 % Nichtbeachtung von patientenseitigen Faktoren und in 17,5 % Rechenfehler und falsche Angaben zu den Einheiten ursächlich beteiligt (Lesar et al. [52]). In einer anderen Untersuchung konnten 334 Fehler bei 264 analysierten preventable adverse drug events festgestellt werden, am häufigsten waren auch hier Fehlinformationen zu den Medikamenten die Ursache (Leape et al. [51]). In einer vergleichenden Untersuchung in drei Ländern waren allein Dosierungsfehler in zwischen 2,4 und 8,0 % aller Arzneimittelgaben nachweisbar (Taxis et al. [82]), in einer Untersuchung zu parenteral verabreichten Medikamenten war bei der Herstellung bzw. Applikation in 50 % der Gaben mindestens ein Fehler vorhanden (Taxis und Barber [83], Wirtz et al. [92]).

Die zu Beginn zitierten retrospektiven Untersuchungen geben also eine relativ konservative Schätzung der Häufigkeit von unerwünschten Ereignissen und Schäden. Man kann orientierend davon ausgehen, dass bis 10 % der Patienten im Krankenhaus ein unerwünschtes Ereignis erleiden, das in bis zu 5 % auf einen Fehler zurückgeht. Von großem Wert sind Studien, die anhand von Obduktionen durchgeführt wurden. In einer sorgfältig durchgeführten Metaanalyse der Agency for Healthcare Research and Policy (AHRQ) an 50 Studien wurden Class 1 errors ("may have affected outcome") in 10,2 % (CI 6,7 – 15,3 %) festgestellt (Shojania et al. [79]).

Die Folgen von unerwünschten Ereignissen können anhand mehrerer Parameter beschrieben werden. Für den ambulanten Bereich sind auf diese Ereignisse zurückzuführende Krankenhausaufnahmen ein gutes Indiz. Entsprechende Untersuchungen beziehen sich meist auf unerwünschte Arzneimittelreaktionen als Krankenhausaufnahmegrund und geben eine Spanne von 3,2 bis 10,8 % aller aufgenommenen Patienten an (Colt und Shapiro [17], Hallas et al. [33], Pirmohamed et al. [63], Pouyanne et al. [64]). Ältere Patienten sind von Adverse Events besonders betroffen, wenngleich in der multivariaten Analyse das Alter als unabhängiger Risikofaktor nicht immer nachzuweisen ist (Thomas et al. [84]). Ein anderer Parameter sind schwere Gesundheitsschäden: 12 % aller unerwünschten Arzneimittelreaktionen hatten schwere bzw. lebensbedrohliche Folgen (Bates et al. [8]), 42 % davon gingen auf Fehler zurück. In der gleichen Untersuchung waren 1 % aller unerwünschten Arzneimittelreaktionen tödlich, davon ging keiner auf einen Fehler zurück. Die Angaben zur Mortalität in anderen Untersuchungen sind höher: in der norwegischen Untersuchung von Ebbesen et al. waren 18,2 % aller über einen Zweijahreszeitraum beobachteten Todesfälle direkt oder indirekt auf unerwünschte Arzneimittelreaktionen zurückzuführen, das entspricht 0,92 % aller Aufnahmen in diesem Zeitraum (Ebbesen et al. [24]). In der bereits zitierten Untersuchung zu Haftpflichtfällen waren 16 % der auf unerwünschte Arzneimittelreaktionen zurückgehenden Fälle tödlich (Rothschild et al [67]). In einer Metaanalyse erlitten 0,19 % aller aufgenommenen Patienten eine tödliche Arzneimittelreaktion (Lazarou et al. [50]).

Abschließend ist noch auf eine andere Form von unerwünschten Ereignissen einzugehen, die in der internen und externen Öffentlichkeit häufig eine sehr prominente Rolle spielen. Während es sich bei den o. g. *adverse events* meist um aggregierte Indikatoren handelt (z. B. Raten), sind die *sentinel events* Einzelereignisse mit direkt auf das Ereignis zurückzuführenden schweren Folgen für den Patienten. Beispiele sind schwere Stürze, Unfälle beim Betrieb von medizinischen Geräten, intraoperative Zwischenfälle, „vergessene" Materialien bei Operationen („Bauchtücher"), schwere Transfusionszwischenfälle etc. Diese Phänomene sind wissenschaftlich sehr wenig untersucht. Eine hervorragende Arbeit zur Problematik der intraoperativ nicht entfernten Materialien erbrachte eine Häufigkeit von zwischen 1:8800 und 1:17600 und zeigte in einer multivariaten Analyse, dass Notfall-Operationen, unvorhergesehene Wechsel im operativen Vorgehen und ein hoher Body Mass Index Risikofaktoren darstellen (Gawande et al. [31]).

Zusammenfassend kann festgehalten werden, dass unerwünschte Ereignisse in ca. 10 % der Patienten im Krankenhaus auftreten und in ungefähr der Hälfte auf einen Fehler zurückgehen (Schäden). Die Mortalität liegt zwischen 0,1 % und 1 % aller aufgenommenen Patienten und ist ein sehr ernstzunehmendes, großes Problem. Dieses ist auch im ambulanten Bereich relevant, da bis zu 10 % aller Patienten allein wegen unerwünschten Arzneimittelreaktionen ins Krankenhaus aufgenommen werden.

6.2 Patientensicherheit und Risikomanagement aus Sicht der „lernenden Organisation"

Der traditionell durch das Postulat der Freiberuflichkeit geprägte ärztliche Beruf entwickelt sich immer mehr zu einer Dienstleistung, die von Organisationen großer Komplexizität realisiert wird: "There is now a growing awareness that quality patient care depends not only on the performance of individuals but also on collaborative efforts and integrated managerial and clinical processes that must function well if care objectives are to be achieved." (JCAHO [40]). Die Organisationen des Gesundheitswesens müssen sich ebenso wie andere Organisationen mit ihrer jeweiligen Umwelt auseinandersetzen. Diese Umwelt umfasst nicht nur die unterschiedlichen Nutzer der Organisation (z. B. Patienten, Zuweiser, Auszubildende), sondern auch Zulieferer, Kostenträger und die kommunale und überregionale Politik, auch die Gesellschaft allgemein, die den Institutionen des Gesundheitswesens bestimmte Aufgaben zuweist. Die Auseinandersetzung mit der Umwelt ist bidirektional und offen; gerade in Zeiten großer struktureller Instabilität müssen sich die Organisationen hinsichtlich ihrer Flexibilität und Handlungsfähigkeit darüber im klaren sein, dass sie andere Steuerungsaufgaben zu erledigen haben als in Zeiten einer stabilen Umwelt (z. B. in der Kostendeckungsphase, s. o.).

In dieser Situation weist die Debatte um Patientensicherheit einige Aspekte auf, die für die Organisationen, z. B. die Krankenhäuser, außerordentlich relevant sind. Zum einen steigt in den letzten Jahren die Schadenshöhe deutlich an, und damit auch die Haftpflichtversicherungsprämien. Einige Haftpflichtversicherer haben sich aus dem Geschäft ganz zurückgezogen; es ist davon auszugehen, dass sich in Deutschland eine Situation der *malpractice crisis* mit fast unbezahlbaren Prämien und nur bedingtem Zugang zu Versicherungsgebern einstellen wird, wie sie in den USA in den 90er Jahren zu beobachten war (Schoenbaum und Bovbjerg [71]). Zum anderen ist die Öffentlichkeit sensibilisiert: gerade schwere Einzelschäden (z. B. Seitenverwechselungen bei Operationen) finden starke Beachtung in den Medien und können über eine Verschlechterung der Außendarstellung von Krankenhäusern zu deren Existenzgefährdung führen. Es kommt erschwerend hinzu, dass aufgrund inadäquater Reaktionen der Institutionen des Gesundheitswesens und der Professionen, die in der Vergangenheit die Auseinandersetzung um Schäden in der Medizin nicht offen führten, die Unschuldsvermutung durch einen a priori Verdacht der Vertuschung und durch die Annahme, da seien „noch mehr Leichen im Keller", abgelöst wurde. Die Institutionen sind hier zusätzlich zu den faktischen Schadensfällen in ihrer generellen Außendarstellung getroffen, sie müssen einen Imageschaden hinnehmen, der sich, wie die Marketinglehre zweifelsfrei ausweist, auf die Stellung in Markt und Gesellschaft noch weitaus negativer auswirkt als tatsächlich stattgefundene Ereignisse.

6.2.1 Qualitätsmanagement und Führung

Der Einsatz und die Akzeptanz des Qualitätsmanagement-Gedankens im deutschen Gesundheitswesen seit Mitte der 90er Jahre hat fast explosionsartig zugenommen. Musste vor 10 Jahren die Notwendigkeit der Qualitätsdarlegung und expliziter Strategien zur Qualitätsverbesserung noch im Einzelfall mühevoll hergeleitet werden, sind diese Begriffe heute Bestandteil des Selbstverständnisses der meisten Leistungsanbieter und fast aller professionellen Organisationen (Conrad und Schrappe [18]). Zertifizierungssysteme wurden unter Beteiligung aller beteiligten Gruppen und Verbände entwickelt und finden breiten Einsatz (z. B. KTQ®). Gerade auch in speziellen Disziplinen wie z. B. Mukoviszidose-Behandlung, Kardiologie und Behandlung des Mamma-Karzinoms sind Systeme entwickelt worden, die Fragen der

Struktur- und Prozessqualität, aber zunehmend auch Ergebnisqualität betreffen und in einem (meist anonymisierten) Benchmarkingansatz Verwendung finden.

Der Gesetzgeber hat dieser Entwicklung Vorschub geleistet, da durch den Strukturwandel Maßnahmen zur Vermeidung bzw. Detektion von Qualitätsdefiziten geboten erschienen (s. o.). Diese Fortschritte dürfen jedoch nicht davon ablenken, dass noch erhebliche Entwicklungsdefizite bestehen. Einige Beispiele seien hier genannt:

1. Daten zur BQS-Qualitätssicherung werden meistens an die BQS geliefert, ohne dass diese in der Institution nochmals diskutiert oder auf ihre Verwendbarkeit für interne Verbesserungsprozesse überprüft worden wären. Wenn die Daten dann nach Auswertung in der BQS zurückkommen, was bis zu einem Jahr dauern kann, werden diese an unterschiedliche Adressaten geschickt und ebenfalls nur selten systematisch für interne Qualitätsverbesserungsprozesse verwendet.

2. Die Erstellung des Qualitätsberichtes wird als gesetzliche Pflicht erfüllt, Daten zur Ergebnisqualität werden jedoch nur selten weitergegeben. Dies ist auch nicht notwendig: nach der entsprechenden Vereinbarung der Selbstverwaltungspartner vom 01.12.2003 beschränken sich die Vorgaben für den Qualitätsbericht weitgehend auf Strukturdaten, lediglich im Systemteil E *kann* ein Krankenhaus Ergebnisdaten, z. B. aus der BQS-Qualitätssicherung, berichten. In den meisten Häusern ist die strategische Frage, ob man diesen Bericht auf „positive" Daten beschränken solle, die das Haus in gutem Licht erscheinen lassen, oder ob man auch „negative" Daten berichtet, nicht diskutiert worden.

3. Es werden mittlerweile zahlreiche Zertifizierungs- und Selbstbewertungssysteme angeboten, die sich auch wachsender Beliebtheit erfreuen. Allerdings ist zu beobachten, dass das Ziel der Erlangung des Zertifikates in vielen Fällen die Notwendigkeit interner Verbesserungsprozesse überlagert.

Diese Beispiele weisen darauf hin, dass der Weg zu einer „lernenden Organisation" noch weit ist. In vielen Fällen ist es ein reines Führungsproblem: oft gibt es zwischen Vorstand, Abteilungsleitern und Mittelbau keine regelmäßigen Gespräche zur Strategieentwicklung, zur Überprüfung der internen Leistungsfähigkeit und über die Erreichung von Zielen. Über Kosten und Erlöse kommen eventuell Übereinkünfte zustande, aber Qualitätsdaten sind viel schwieriger in die Führung mit einzubeziehen. Dies hat seine Gründe darin, dass die kaufmännische Geschäftsführung mit Qualitätsdaten aus Sachgründen nicht so vertraut ist, die medizinische und die pflegerische Geschäftsführung sich eher als Vertreter der Berufsgruppen verstehen als dass sie die Interessen des Unternehmens vertreten, und Chefärzte in vielen Fällen einer Einbeziehung von Qualitätsdaten in die Beurteilung ihrer Abteilungsführung ablehnen.

Es bleibt also die Tatsache, dass Qualitätsmanagement ohne ein entsprechendes Führungsverständnis und ohne ein schlüssiges Konzept der Weiterentwicklung der Organisation nicht möglich ist. Der „letzten Meile" der Versorgung kommt größte Bedeutung zu (Pfaff [61]): selbst wenn im Qualitätswettbewerb reliable und valide Daten über die Qualität der erbrachten Leistungen zur Verfügung stehen, kann eine Verbesserung daraus nur entstehen, wenn die Institutionen des Gesundheitssystems lernen, aus dem externen Vergleich interne Veränderungsprozesse abzuleiten. Barrieren gegen den Stand der medizinischen Erkenntnis, der z. B. durch Evidenz-basierte Leitlinien beschrieben wird, existieren nicht nur beim einzelnen Arzt oder bei der individuellen Pflegekraft, sondern ebenfalls auf der Ebene des Teams, der Organisation und der Umgebung (Grol und Grimshaw [32]). Einer der wichtigsten Aufgaben besteht dabei in der Auflösung des Konfliktes zwischen ökonomischer und fachlicher (medizinisch-pflegerischer) Perspektive. Wie oben bereits ausgeführt, ist die fachliche Perspektive im Führungskontext für alle Beteiligten ungewohnt. Wie die Erfahrung lehrt, kommt es sogar zu einer vorschnellen Übernahme der ökonomischen Perspektive durch die medizinischen Leistungsträger, nur um zu verhindern, dass relevante Fragen der medizinischen Perspektive (z. B. Komplikationsraten etc.) angesprochen werden.

Um lernen zu können, braucht die Organisation neben der selbstverständlich als verbindlich zu akzeptierenden ökonomischen Perspektive eine für alle Beteiligten als verbindlich geltende fachliche Perspektive und somit eine gemeinsame Sprache. Hier kann sehr erfolgreich mit Evidence-based Medicine und Ergebnissen aus Health Technology Assessment (HTA)-Reviews gearbeitet werden (Schrappe [73]).

6.2.2 Das sichere Krankenhaus – Risikomanagement als Aufgabe der Unternehmensführung

Angesichts der gestiegenen Bedeutung des Themas Patientensicherheit und Risikomanagement im Gesundheitswesen darf nicht in Vergessenheit geraten, dass Risikomanagement ohne jeden Zweifel zur Führungsaufgabe in jedem Unternehmen gehört. Eine regelmäßige und umfassende Berichterstattung zu den Entwicklungs- und Bestandsrisiken an die Aufsichts- und Kontrollorgane ist verpflichtend und bildet gleichzeitig einen Bestandteil des Berichtes der Wirtschaftsprüfer. Risikomanagement bezieht sich dabei auf das Finanz-, Haftungs- und betriebliche Risiko. Der Begriff „Risiko" wird in der Betriebswirtschaftslehre als Gefahr verstanden, einen Schaden, Verlust oder ein Nichteintreten eines möglichen Gewinns zu erleiden.

Finanzrisiken beschreiben alle mit Finanzströmen zusammenhängenden Risiken (z. B. Ausfall- oder Liquiditätsrisiken), Rechts- oder Haftungsrisiken betreffen die Produkthaftung oder den Schadensersatz. Das geläufige Verständnis des Risikos im Gesundheitswesen, nämlich das Auftreten von Fehlern bei der Betreuung von Patienten, ist am ehesten als Betriebsrisiko zu klassifizieren. Es geht hier um fehlerhafte technische Systeme, um Fehlverhalten, um fehlende An- und Einweisungen und um fehlerhafte organisatorische sowie Managementstrukturen (Holzbaur [39] S. 203).

Auf diesem Hintergrund können drei Definitionen des Risikomanagements unterschieden werden, die sich von der rein haftungsrechtlichen Sichtweise über die Fokussierung auf das Betriebsrisiko bis zu einem speziellen Managementsystem erstrecken:

Definition 1　Spezielle Managementmethode, die die Situation des Unternehmens hinsichtlich Finanz-, Betriebs- und Haftungsrisiko analysiert und entsprechende Maßnahmen vorschlägt.

Definition 2　Managementmethode, die das Ziel hat, in einer systematischen Form Fehler zu erkennen, zu analysieren, zu vermeiden und deren Folgen zu minimieren.

Definition 3　Prozessanalyse mit dem Ziel, Risikosituationen mit möglichen haftungsrechtlichen Konsequenzen aufzudecken und zu vermeiden.

Im Gesundheitswesen setzte die Diskussion um das Risikomanagement Mitte der 90er Jahre an einem haftungsrechtlichen Verständnis entsprechend der dritten Definition an. Der Schutz der Institutionen (Krankenhäuser) vor haftungsrechtlichen Konsequenzen stand im Vordergrund. Da in der aktuellen Diskussion, gerade auch im anglo-amerikanischen Raum, die Patientenperspektive und die Thematik Patientensicherheit (Safety) mehr und mehr betont wird, erscheint derzeit die Definition 2, die den Schwerpunkt sowohl auf das Betriebsrisiko als auch auf die Patientensicherheit legt, am besten geeignet: "Risk management is a process for identifying, assessing and evaluating risks which have adverse effects on the quality, safety and effectiveness of service delivery, and taking positive action to eliminate or reduce them" (Wilson [91]).

Aus Sicht des Krankenhauses lassen sich durch eine Beschäftigung und Identifikation mit der Thematik Patientensicherheit nicht nur die haftungsrechtlichen Risiken mindern, sondern auch darüber hinaus gehende Ziele verfolgen, die das Krankenhaus als Unternehmen hinsichtlich Außendarstellung und Verantwortlichkeit *(Accountability)* positionieren (Buchan [11], Lanier et al. [48]):

1. Fehler, Schäden und deren Folgen zu vermeiden ist aus berufsrechtlicher, zivil-, haftungs- und vertragsrechtlicher Sicht geboten.
2. Da die finanziellen Folgen aufgetretener Schäden für ein Krankenhaus existenzbedrohend sein können, sind sie zuverlässig zu analysieren und die Ursachen zu beseitigen.
3. Das Problem steigender Prämien und eines schlechten Zuganges zu Versicherungen entsprechend der *malpractice crisis* in den USA in den 90er Jahren (Schoenbaum und Bovbjerg [71]) zwingt zu Maßnahmen mit dem Ziel, die Versicherbarkeit zu erhalten und einen positiven Einfluss auf die Prämienhöhe zu realisieren.
4. Negative Reaktion der Öffentlichkeit mit langfristigen wirtschaftlichen Folgen für das Krankenhaus sind zu vermeiden. Die Botschaft „sicheres Krankenhaus" sollte dabei die Botschaft der qualitativ hochstehenden Leistungserbringung ergänzen. Eine klare Strategie zur Information der Öffentlichkeit und zur Klärung der internen Zuständigkeiten ist unumgänglich.
5. Es muss Ziel des Krankenhauses sein, eine verbesserte Fehler- und Sicherheitskultur in das Selbstverständnis des Unternehmens bzw. die Organisationskultur mit aufzunehmen. Der Begriff „Sicherheitskultur" könnte definiert werden als „System von Werten, Normen und Einstellungen, die die Frage der Patientensicherheit als integratives Element der Unternehmensvision begreift und den Maßstab des Handelns der Mitarbeiter, der Organisation und der Führung darstellt" (Schrappe [74]).

Gerade im Gesundheitswesen ist die Bedeutung der Thematik Patientensicherheit für die Organisationskultur gar nicht hoch genug einzuschätzen. Die Erkenntnis ist unabweisbar, dass eine wirkungsvolle Prävention von Fehlern und Schäden nur dann gelingen kann, wenn sich das Verständnis des Fehlers grundlegend ändert. Folgende Punkte sollen hier hervorgehoben werden:

1. Bislang werden Fehler im Gesundheitswesen in erster Linie als individuelles Versagen, mangelndes Können, fehlendes Training und Defizite in der Motivation des einzelnen Arztes bzw. der einzelnen Pflegeperson angesehen. Defizite der Organisation, die Fehler begünstigen, werden nicht beachtet. Ohne die individuelle Verantwortung der Mitarbeiter zu schmälern, muss die Frage „was waren die begünstigenden Faktoren" in den Vordergrund rücken, um erfolgreich analysieren zu können, warum es zu Fehlern und Schäden kam und wie eine Wiederholung zu vermeiden ist (de Leval [22]).

2. In den Institutionen des Gesundheitswesens werden Fehler und Schäden regelmäßig als Einzelereignisse angesehen, denen man ungläubig mit der Frage „Wie konnte das passieren" begegnet. Es fehlt an einem Verständnis der Fehlerkette, das darauf basiert, dass Fehler fast nie als singuläre Ereignisse auftreten, sondern immer als sogenannte Fehlerkette („Verkettung unglücklicher Umstände"). Der letzte zum Schaden führende Fehler am sogenannten *sharp end* ist in diesem Verständnis oft schon eine unvermeidliche Folge der vorangegangen Fehler. Die Frage, die man sich stellen muss, richtet sich auf die Umstände, die ein Außerkraftsetzen der von den Institutionen vorgesehenen Sicherheitsbarrieren erlauben (Vincent et al. [86]).

3. In der Ausbildung der medizinisch-pflegerischen Berufe wird das Konstrukt der individuellen Verantwortung und des Einzelereignisses als sogenannte Null-Fehler-Annahme immer wieder reproduziert. Auch hier ist die individuelle Verantwortlichkeit nicht grundsätzlich zu negieren, es erleichtert aber das Umgehen mit Fehlern bzw. die Präventionsstrategien, wenn Fehler zunächst als normal („können jederzeit passieren") angesehen werden (Reason [65]).

4. Wie unten weiter ausgeführt, muss die Institution dem Mitarbeiter klar machen, dass eine Kenntnis der Ursachen von Fehlern und Schäden wichtiger als die Sanktionierung ist (non-punitives Herangehen).

6.2.3 Konkrete Umsetzung und methodische Fragen

Die Einführung eines Risikomanagements und die Verbesserung der Patientensicherheit erfordert eine dezidierte Planung mit mindestens mittelfristiger Perspektive. Die Erfahrung an den Kölner und Marburger Universitätskliniken lassen eine dreiphasige Vorgehensweise als vorteilhaft erscheinen, bei der eine einjährige *Einführungsphase* von einer *Pilotierungsphase* und der Phase der vollständigen *Umsetzung* gefolgt wird. Die Beschäftigung mit der Problematik Fehler und Schäden und den hiermit angesprochenen juristischen Problemen stößt zunächst meist auf erhebliche Wissensdefizite und Ressentiments in den betroffenen Berufsgruppen. Es empfiehlt sich daher, in der Einführungsphase Themen anzusprechen, anhand derer man diese Sachverhalte ansprechen und ausführlich diskutieren kann. In den genannten Universitätskliniken wurde in der Einführungsphase das Thema „Aufklärung von Patienten vor Eingriffen" gewählt, das einerseits die Thematik in ganzer Breite anspricht, andererseits für die betroffenen Professionen eine Erhöhung ihres Sicherheitsbedürfnisses verspricht.

In der zweiten Phase müssen Strukturen gebildet werden, die eine kontinuierliche Weiterbearbeitung ermöglichen, z. B. in Form einer Risikomanagement-Steuerungsgruppe. In dieser Steuerungsgruppe sollte juristisches und verwaltungstechnisches, vor allem aber auch medizinisches und pflegerisches Knowhow vertreten sein. Zunächst ist eine Bestandsaufnahme der bestehenden Aktivitäten und Informationsquellen für Fehler, Beinahe-Schäden und Schäden vorzunehmen. Zum letzteren eignet sich z. B. eine Analyse der Freitextangaben in der Patientenzufriedenheitsbefragung. Eine enge Zusammenarbeit mit dem Beschwerdemanagement ist wichtig. Die Arbeit der Steuerungsgruppe sollte idealerweise vom Qualitätsmanagement koordiniert werden. Nach dem Marburger Konzept initiiert die Steuerungsgruppe in der zweiten Phase der Risikomanagementeinführung Pilot-Projekte zur Einführung eines *Critical-Incident-Report-Systems* (CIRS), soweit solche Projekte nicht schon existieren. Im letzteren Falle kommt der

Koordination und Abstimmung der verschiedenen Projekte große Bedeutung zu.

Weiterhin ist die Abstimmung mit der Mitarbeitervertretung eine wichtige Thematik. Risikomanagement steigert die Patientensicherheit und sichert gleichzeitig das wirtschaftliche Überleben des Krankenhauses. Es muss hervorgehoben werden, dass eine verschärfte Kontrolle oder gar Sanktionierung gerade nicht Absicht eines Risikomanagements ist, sondern dass der Schutz der Mitarbeiter und das Lernen der Organisation im Vordergrund steht (non-punitive Herangehensweise, s. u.).

Abgesehen von Fragen der Nomenklatur und Systematik, auf die hier nicht weiter eingegangen werden soll, sind zum konkreten Vorgehen folgende Punkte hervorzuheben:

Prozessanalyse Unter dem Eindruck eines eingetretenen Schadens insbesondere größeren Ausmaßes ist das klassische Herangehen des Qualitätsmanagements mit Öffnungsphase, Kondensierung und Ist-Analyse meist nicht zu realisieren. Die Forderung „Aus Fehlern lernen" scheitert an der Traumatisierung aller Beteiligten, die Organisation befindet sich in einem „organisatorischen Schockzustand", die analytische Distanz lässt sich nicht herstellen. Gleichzeitig besteht Zeitdruck, denn eine Wiederholung des Schadens muss ausgeschlossen werden. Man hält daher die Öffnungsphase äußerst kurz, geht in der Ist-Analyse normativ (und nicht induktiv) vor und achtet insbesondere auf die Verletzung von definierten, als bekannt vorauszusetzenden Regeln. Weiterhin liegt das Augenmerk auf der möglichst raschen Identifikation der fehlerhaften Prozessschritte, die die sogenannte Fehlerkette bilden.

Non-Punitive Herangehensweise Ohne die Individuelle Verantwortung der Mitarbeiter für ihre Tätigkeit zu negieren, ist festzuhalten, dass Schuldzuweisungen und übereilte Sanktionierungen keine probate Mittel sind. Die Organisation bzw. die Klinikleitung muss sich in ihrem Konzept vorab entscheiden, ob sie in der Analyse der Fehler und Identifikation der Ursachen ein übergeordnetes Ziel sieht – dieses ist nur zu erreichen, wenn die Mitarbeiter sich sicher sein können, dass das Sanktionsbedürfnis der Organisation hinter der Aufklärung der verschiedenen Fehlerschritte zurücksteht. Daher ist im Innenraum ein öffentlich verkündetes Konzept zur Thematik Patientensicherheit und Risikomanagement der Unternehmensleitung unabdingbar, in dem man sich auf eine non-punitive Vorgehensweise festlegt.

Einrichtung eines CIRS   Wenn Fehlerprävention im Vordergrund steht, müssen Frühwarnsysteme eingerichtet werden. Hier haben sich sogenannte Critical Incident-Report-Systeme (CIRS) durchgesetzt, die diesen Ansatz systematisch verfolgen (Barach und Small [6]). Critical Incidents sind definiert als "an incident resulting in serious harm (loss of life, limb, or vital organ) to the patient, or the significant risk thereof. Incidents are considered critical when there is an evident need for immediate investigation and response" (Davies et al. [19]). Unter Critical Incidents sind also sowohl eingetretene Schäden mit hoher Dringlichkeit als auch Beinahe-Schäden zu verstehen. Es kann jedoch geboten erscheinen, die systematische Erfassung zunächst auf die Beinahe-Schäden zu beschränken, da das CIRS sonst nicht durchsetzbar ist. Die Erfahrung zeigt, dass nach kurzer Zeit von den Mitarbeitern auch Schäden gemeldet werden. Weiterhin ist die Frage der Anonymität zu klären. Vorbehalte sprechen von der Gefahr der Denunziation, anderseits erleichtert die anonyme Meldung das Vertrauen in die zugesagte Sanktionsfreiheit. In den Abteilungen sollten erfahrene und anerkannte Mitarbeiter die Funktion von Mediatoren wahrnehmen, die in der Lage sind, zu Fragen betreffend des CIRS Auskunft zu geben. Dezentrale, d.h. abteilungsbezogene CIRS sind unbedingt zu unterstützen, gleichzeitig muss eine zentrale Koordination und eine Übereinkunft bzgl. wichtiger methodischer Fragen erreicht werden. Das Fernziel sollte ein einheitliches CIRS für ein Krankenhaus sein, dieses Ziel sollte jedoch nicht überstürzt umgesetzt werden. Für das gesamte Haus sollte gerade auch in Zusammenarbeit mit der Mitarbeitervertretung ein Ombudsmann-Konzept angestrebt werden, diese Institution stellt eine mögliche Anlaufstelle für Mitarbeiter dar, die in Fehlern und Schäden involviert sind.

Haftungsrechtliche Aspekte   Intensiv wird die Problematik diskutiert, inwiefern die Erfassung von Fehlern und Schäden in einem CIRS der Durchsetzung haftungsrechtlicher Ansprüche Vorschub leisten kann. In dieser Auseinandersetzung kann grundsätzlich zunächst als geklärt angesehen werden, dass die patientenbezogene Dokumentation in einer juristischen Auseinandersetzung für den Patienten voll umfänglich einsehbar ist, patientenferne Dokumentationen, die das Krankenhaus zu anderen Zwecken anfertigt, dürften jedoch vom Zugriff etwaiger Prozessparteien ausgeschlossen sein, gerade wenn die Unterlagen anonymisiert sind.

Fehlerprävention   Von der Erfassung von Fehlern, Beinahe-Schäden und Schäden in einem CIRS über die Analyse von eingetretenen Schäden bis hin zur Prävention von Fehlern und Schäden ist ein weiter Weg. Eines der wichtigsten Möglichkeiten der Prävention ist die Erarbeitung von internen Leitlinien und Behandlungspfaden, die nicht nur das medizinisch-pflegerische Vorgehen, sondern auch die organisatorische Umsetzung verbessern (Hansis [34], Heimpel [35]). Ein weiterer, im Krankenhausbereich noch unterschätzter Ansatzpunkt ist ein strategisch durchdachter Personalentwicklungsansatz, der im Rahmen eines Human-Ressource-Management sowohl geplante Fort- und Weiterbildung der Mitarbeiter als auch eine Orientierung an den Unternehmensgrundsätzen zum Ziel hat.

In den gängigen Zertifizierungs- und Selbstbewertungsverfahren werden Aspekte der Patientensicherheit und des Risikomanagements aufgegriffen. Im KTQ®-Verfahren (Kooperation für Transparenz und Qualität im Krankenhaus) beschäftigt sich eine der sechs Kategorien mit der Thematik Sicherheit im Krankenhaus (Stobrawa [81]). Auch das Maryland Hospital Association Quality Indicator Project bezieht einen der elf Indikatorengruppen auf die Sicherheitsproblematik (die sog. QPS-Indikatoren) (Kazandjian et al. [43]).

6.3 Die professionelle Perspektive: Verbesserung und Fehlervermeidung

Seit Veröffentlichung des Reports des Institute of Medicine "To Err Is Human" hat das Thema „Fehler und Schäden in der Gesundheitsversorgung" innerhalb der Ärzteschaft und der Pflege sowie in der Öffentlichkeit einen deutlichen Bedeutungszuwachs erhalten (Kohn et al. [47]). Die verstärkte Beteiligung von Patienten an der Finanzierung der Gesundheitsleistungen spielt hier eine Rolle, auch die Entwicklung in der Rechtsprechung mit immer höheren Schadensersatzforderungen. Der wichtigste Grund basiert aber auf der professionellen Selbstsicht der beteiligten Berufsgruppen: erzogen in der (falschen) Null-Fehler Annahme müssen derzeit und in Zukunft nicht nur Fehler und Schäden offengelegt werden, sondern sie müssen zutreffend analysiert, quasi „zerlegt" werden in ihre Einzelschritte und Vor-Fehler. Dies führt zur Infragestellung von traditionellen Bestandteilen des Selbstverständnisses: plötzlich ist Müdigkeit nach langen Arbeitszeiten kein positiv besetztes und gefordertes Attribut des tüchtigen Arztes mehr, sondern ein Risiko *(threat)* für das Auftreten von Fehlern und Schäden am *sharp end* – der Mitarbeiter, der dort den letzten Schritt macht, wird nicht mehr sanktioniert, sondern es wird rückgefragt, wer sonst bei der Fehlerkette beteiligt war, es wird die Organisation gefragt, es werden die unausgesprochenen Identifikationsmuster hinterfragt (Reason [65]).

Die Zukunft wird zeigen, wie weit die Veränderungen des Selbstverständnisses an dieser Stelle gehen werden. Sicher kann man davon ausgehen, dass schwere Schäden (z. B. Seitenverwechselungen) vermehrt öffentlich diskutiert werden, und dass sich die Institutionen darauf einstellen müssen, effektive Vorkehrungen zur Verhinderung solcher schweren Zwischenfälle zu treffen, und im Falle des Eintretens eine offenere Kommunikation mit der Öffentlichkeit zu pflegen. Zu wünschen ist, dass die Berufsgruppen gestärkt aus dieser Diskussion hervorgehen, insbesondere da sie über das nihil nocere Gebot aus Sicht ihrer Berufsethik ja eine klare Vorgabe zu erfüllen haben. Auch aus der Perspektive der Organisationen, für die selbstbewusste Berufsgruppen unverzichtbare interne Partner darstellen, ist zu wünschen, dass sich Qualitätsverbesserung und Fehlervermeidung als konstituierende Bestandteile des professionellen Selbstverständnisses etablieren (Chassin et al. [12]). Die Arbeit der Schlichtungsstellen ist in Deutschland hier von zentraler Bedeutung (Scheppokat et al. [70]). Aus einer ganzen Reihe von Institutionen gibt es Komplikationsstatistiken, die an sehr großen Patientenzahlen und über lange Zeiträume Rechenschaft ablegen (Elste et al. [26]).

Adäquate politische Rahmenbedingungen, lernende Organisationen und selbstbewusste Professionen vorausgesetzt – es bleiben methodische Fragen, ohne die eine Verständigung nie zu erreichen sein wird. Drei Komplexe sind hier zu nennen: unzureichende Verbreitung propädeutischer Kenntnisse, das Indikatorenkonzept und die optimale Methodik der Verhinderung von unerwünschten Ereignissen. Auch wenn hervorragende Zusammenstellungen der Nomenklatur und Methoden des Qualitätsmanagements existieren (Pietsch-Breitfeld et al. [62], Sens und Fischer [78]), kann man doch in Diskussionen immer wieder Ungenauigkeiten in den Begriffsdefinitionen von Qualitätssicherung und Qualitätsmanagement, Standard und Leitlinien, Fehler und Schäden etc. feststellen. Qualitätsmanagement ist immer noch nicht selbstverständlicher Bestandteil der Ausbildungs- und Studiengänge geworden. Von ganz entscheidender Wichtigkeit für die aktuelle Diskussion ist hierbei das Konzept des Indikators oder der Kennzahl.

Unter Indikatoren werden in Deutschland oft „Maße, deren Ausprägung eine Unterscheidung zwischen guter und schlechter Qualität … ermöglichen sollen" verstanden (Ärztliche Zentralstelle Qualitätssicherung [1]), eine Definition, die insofern missverständlich ist, als dass sie impliziert, dass die Indikatoren selbst qualitätsrelevant sein müssen. Eine Definition, die von der Joint Commission for Accreditation of Health Care Organizations entwickelt wurde, hebt dagegen mehr auf die Vorhersage von Qualitätsausprägungen ab: "An indicator is a quantitative measure that can be used to monitor and evaluate the quality of important governance, management, clinical, and support functions that affect patient outcomes. An indicator is not a direct measure of quality. Rather, it is a tool that can be used to assess performance that can direct attention to potential performance issues that may require more intense review within an organisation" (JCAHO [40]). Diese Vorhersage ist mit einer bestimmten Sensitivität und Spezifität möglich, die durch das Qualitätsziel und den angesetzten Grenzwert bestimmt werden, und die fast nie gleichzeitig bei 100 % liegen. Es zeigt die Erfahrung, dass ein sensitiver Indikator (ein Indikator, der alle problematischen Ereignisse erkennt) meist eine nur mäßige Spezifität aufweist (d.h. auch einige Fälle als problematisch erkennt, bei denen kein Qualitätsproblem vorliegt) und vice versa.

Neben dem grundsätzlichen Verständnis von Indikatoren steht man in Deutschland noch vor weiteren Problemen, vor allem hinsichtlich der Validierung von Indikatoren. Die meisten in Deutschland entwickelten Indikatoren sind nicht hierzulande, sondern international validiert worden. An diesem Punkt besteht enormer Handlungsbedarf, insbesondere da die Problematik der Risikoadjustierung noch hinzukommt. Die BQS arbeitet an Adjustierungskonzepten, auch gibt es z. B. im Bereich der nosokomialen Infektionen gut adjustierte Daten. Weiterhin müssen neben der Querschnittsuntersuchung im Sinne eines Benchmarking-Ansatzes vermehrt Longitudinalbeobachtungen durchgeführt werden, was natürlich derzeit am Beginn der Entwicklung noch schwierig ist.

Nach Abschluss der genannten Entwicklungen wird in Deutschland die Diskussion über Einzelindikatoren auf sog. Indikatorensets erweitert werden, von denen international meist Gebrauch gemacht wird, wenn Leistungsanbieter über die von ihnen gebotene Qualität Auskunft geben wollen oder regionale Versorgungsunterschiede beschrieben werden sollen (Davies et al. [20], Jencks et al. [41]). In Deutschland arbeitet der Verband der Universitätskliniken Deutschlands derzeit mit einem Indikatorenset aus 25 Items, das aus einem globalen Indikator, 10 fach- und diagnosespezifischen Indikatoren, 7 übergreifenden Indikatoren (einschließlich zweier administrativer Indikatoren) und 7 Volumenindikatoren besteht. Übersichtliche Indikatorensets werden auch in der „externen" Qualitätssicherung die große Zahl von Parametern ablösen, die zum jetzigen Zeitpunkt noch zusammengetragen werden.

Zur Erfassung und zum Management von Adverse Drug Events sind in der Literatur vor allem Informations- und EDV-gestützte Methoden evaluiert (Bates et al [7], Classen et al. [14]). Wie groß die Rolle der Information ist, wird aus der Studie zur Diskrepanz zwischen den Dosierungen in den Studien zur Markteinführung und den später in den Desk References ausgesprochenen Empfehlungen deutlich (Cohen [16]). Die Arbeitsgruppe von Evans und Pestotnik in Salt Lake City arbeitete zusätzlich den Wert des Feedback heraus. In einer prospektiven Studie an knapp 80.000 Patienten konnte die Rate schwerer Adverse Drug Events durch EDV-gestützte Informationen und Rückmeldungen signifikant gesenkt werden (Evans et al. [28]). Eine Vorbedingung für diese Strategie ist jedoch der Aufbau einer Methodik, Adverse Drug Events überhaupt zu erkennen (s. o.). Auch hier konnte der Nachweis geführt werden, dass EDV-gestützte Programme eine deutlich erhöhte Rate von unerwünschten Wirkungen zu Tage brachte (Evans et al [27]). Ähnlich wie es in den letzten Jahren in der Leitlinien-Evaluation herausgearbeitet worden ist (Schriger et al [76]), spielt die unmittelbare Nähe zum Verordnungsprozess für die Erkennung und Prävention von Adverse Drug Events eine entscheidende Rolle (Nightingale et al. [58]).

Die Entwicklung des Qualitätsmanagements im deutschen Gesundheitswesen ist mit schnellen Schritten vorangekommen. Dies schlägt sich auch in der großen Zahl von Ärzten nieder, die die Ausbildung zum Qualitätsmanagement nach dem Curriculum der Bundesärztekammer absolviert haben. Neben vielen ungelösten wissenschaftlichen Fragen und vielen Unsicherheiten, die noch im Umgang mit dem schwierigen Thema Patientensicherheit und Risikomanagement bestehen, sind

Ansätze zur Ausbildung in den Methoden und Techniken des Risikomanagements dringend zu unterstützen. Es ist festzuhalten, das Risikomanagement über die gängige Qualitätsmanagement-Ausbildung hinaus Besonderheiten aufweist, die zusätzliche Ausbildungsansätze erfordern. Die Ansätze einiger Landesärztekammern, z. B. der Bayerischen Landesärztekammer, sind diesbezüglich als vorbildlich anzusehen. In jedem Fall wird „Das sichere Krankenhaus" in Zukunft ein unverzichtbarer Bestandteil eines erfolgreichen Unternehmenskonzeptes im Krankenhaus darstellen.

6.4 Patientensicht: funktioniert der Qualitätswettbewerb?

Die Sicht der Patienten wurde zunächst dadurch gestärkt, dass Patientenvertreter als Angehörige der Gremien des Gemeinsamen Bundesausschusses gesetzlich vorgeschrieben wurden. Patientenverbände fordern weiterhin die Veröffentlichung von Komplikations- und Qualitätsdaten, wie es zum Teil durch den Qualitätsbericht schon angedacht ist. So verständlich dieser Ansatz erscheint, ist die Frage, ob sich dadurch die Versorgung tatsächlich verbessert, schwer durch empirische und wissenschaftliche Erkenntnisse abzusichern (Chassin [13], Marshall et al. [54]). Es sind auch erhebliche Widerstände aufseiten der Organisationen zu erwarten, denn aus Unternehmenssicht ist die Veröffentlichung von Fehlern und Komplikationszahlen umstritten (Lanier et al. [48]). Einerseits besteht die Befürchtung, dass mit der Veröffentlichung dieser Daten die Konkurrenzfähigkeit und wirtschaftliche Entwicklung negativ beeinflusst wird, zum anderen werden die positiven Aspekte betont, die auf eine fördernde Wirkung in der öffentlichen Wahrnehmung und einer Verbesserung der Kommunikation mit der Umwelt setzen.

Die Forderung nach wissenschaftlicher Überprüfung der im Vorangehenden diskutierten Fragen zum Qualitätsmanagement, so wie vom Sachverständigenrat im Jahr 2001 gefordert (Schwartz et al. [77]), ist unabweisbar. Sie wird in das Konzept der Versorgungsforschung zu integrieren sein, so wie es von den beteiligten Fachgesellschaften anlässlich des 2. Deutschen Versorgungsforschungskongress im September 2003 gefordert wurde (Badura et al. [5]). Die wissenschaftliche Herangehensweise muss dabei zur Kenntnis nehmen, wie weit das Szenario „Qualität im Wettbewerb" bereits in die Realität Einzug gehalten hat: als Beispiel seien nur die Verträge zur Integrierten Versorgung zu nennen, in denen bundesweit Qualitätskriterien und Behandlungsleitlinien als Vertragsbestandteile vereinbart werden, allein schon um einer nachvollziehbaren Risikoverteilung zwischen den Vertragspartnern auf der Anbieter- und Kostenträgerseite Rechnung zu tragen.

Resümierend lassen sich auf diesem Hintergrund drei zentrale **Fragen** identifizieren, die dringend einer wissenschaftlichen Überprüfung und Durchdringung bedürfen:

1. Welchen Wert haben Indikatoren und andere Informationen der Leistungsanbieter für Patienten? Werden die Informationen verständlich dargestellt und handelt es sich um adäquate Informationen, die einer angemessenen Versorgung der Patienten und deren Sichtweisen Rechnung tragen?

2. Welche Auswirkungen haben die interne und externe Verwendung von Indikatoren einschließlich deren Veröffentlichung *(public disclosure)* auf die Organisationen des Gesundheitswesens? Diese Forschungsfrage ist auf Veröffentlichungen zu Fehlern und Schäden auszuweiten und hat den Aspekt der Risikoselektion mit einzubeziehen. Die Fragestellung ist um so wichtiger, als dass das internationale Schrifttum sehr heterogene Befunde erbracht hat (s. o.) und die Ergebnisse stark von den jeweiligen für Gegebenheiten der jeweiligen Strukturen des Gesundheitssystems beeinflusst werden.

3. Auf Systemebene ist die Frage zu untersuchen, ob der Qualitätswettbewerb funktioniert: wird es durch die Ergänzung des Preiswettbewerbes durch den Qualitätswettbewerb zu Verbesserungen der Versorgung kommen?

Literatur

1. Aerztliche Zentralstelle Qualitätssicherung (Hrsg): Beurteilung klinischer Messgrößen des Qualitätsmanagements – Qualitätskriterien und -indikatoren in der Gesundheitsversorgung. Konsenspapier der Bundesärztekammer, der Kassenärztlichen Bundesvereinigung und der AWMF. Köln, 2001

2. Andrews LB, Stocking C, Krizek T, Gottlieb L, Krizek C, Vargish T, Siegler M: An alternative strategy for studying adverse events in medical care. Lancet (1997) 349:309–313

3. Angell M, Kassirer JP: Quality and the Medical Marketplace – Following Elephants. N Engl J Med (1996) 335:883–885

4. Asch SM, Sloss EM, Hogan C, Brook RH, Kravitz RL: Measuring Underuse of Necessary Care Among Elderly Medicare Beneficiaries Using Inpatient and Outpatient Claims. JAMA (2000) 284:2325–2333

5. Badura B, Busse R, Gostomzyk J, Pfaff H, Rauch B, Schulz K-D: Memorandum zur Versorgungsforschung in Deutschland. Situation – Handlungsbedarf – Strategien. Download www.zvfk.de, 10.7.2004

6. Barach P, Small SD: Reporting and Preventing Medical Mishaps: Lessons from Non-Medical Near Miss Reporting Systems. Brit Med J (2000) 320:759–763

7. Bates DW, O'Neil AC, Boyle D, Teich J, Chertow GM, Komaroff AL, Brennan TA: Potential identifiability and preventability of adverse events using information systems. J Am Med Inform Assoc (1994) 1:404–411

8. Bates DW, Cullen DJ, Laird N, Petersen LA, Small SD, Servi D, Laffel G, Sweitzer BJ, Shea BF, Hallisey R: Incidence of Adverse Drug Events and potential Adverse Drug Events. Implications for prevention. ADE Prevention Study Group. JAMA (1995) 274:29–34

9. Bates DW, Boyle DL, Vander Vliet MB, Schneider J, Leape L: Relationship between medication errors and adverse drug events. J Gen Intern Med (1995) 10:199–205

10. Brennan TA, Leape LL, Laird NM, Hebert L, Localio AR, Lawthers AG, Newhouse JP, Weiler PC, Hiatt HH: Incidence of Adverse Events and Negligence in Hospitalized Patients – Results of the Harvard Medical Practice Study. N Engl J Med (1991) 324:370–376

11. Buchan H: Different Countries, Different Cultures: Convergent or Diver-

gent Evolution for Healthcare Quality? Qual Health Care (1998) 7:62–67

12. Chassin MR, Galvin RW, and the National Roundtable on Health Care Quality. The Urgent Need to Improve Health Care Quality. JAMA (1998) 280:1000–1005

13. Chassin MR: Achieving And Sustaining Improved Quality: Lessons from New York State and Cardiac Surgery. Health Affairs (2002) 21:40–51

14. Classen DC, Pestotnik SL, Evans RS, Burke JP: Computerized surveillance of adverse drug events in hospital patients. JAMA (1991) 266:2847–2851

15. Classen DC, Pestotnik SL, Evans RS, Lloyd JF, Burke JP: Adverse Drug Events in Hospitalized Patients. Excess Length of Stay, Extra Costs, and Attributable Mortality. JAMA (1997) 277:301–306

16. Cohen JS: Dose Discrepancies Between the Physicians' Desk Reference and the Medical Literature, and Their Possible Role in the High Incidence of Dose-Related Adverse Drug Events. Arch Intern Med (2001) 161:957–964

17. Colt HG, Shapiro AP: Drug-induced illness as a cause for admission to a community hospital. J Am Geriatr Soc (1989) 37:323–326

18. Conrad H-J, Schrappe M: Qualitätsdarlegung und Qualitätsmanagement im Krankenhaus als Teil der betrieblichen Steuerung. Das Krankenhaus (2004) 96:24–27

19. Davies JM, Hébert P, Hoffman C: The Canadian Patient Safety Dictionary. The Royal College of Physicians and Surgeons of Canada. www.rcpsc.medical.org, 20.3.2004

20. Davies SM, Geppert J, McClellan M, McDonald KM, Romano PS, Shojania KG: Refinement of the HCUP Quality Indicators. Technical Review Number 4 (Prepared by UCSF-Stanford Evidence-based Practice Center under Contract No. 290–97–0013). AHRQ Publication No. 01–0035. Rockville, MD: Agency for Healthcarfe Research and Quality. May 2001

21. Dean B, Schachter M, Vincent C, Barber N: Causes of prescribing errors in hospital inpatients: a prospective study. Lancet (2002) 359:1373–1378

22. De Leval MR: Human Factors and Surgical Outcome: The Cartesian Dream. Lancet (1997) 349:723–725

23. Donabedian A: The Seven Pillars of Quality. Arch Path Lab Med (1990) 114:1115–1118

24. Ebbesen J, Buajordet I, Erikssen J, Broers O, Hilberg T, Svaar H, Sandvik L: Drug-Related Deaths in a Department of Internal Medicine. Arch Intern Med (2001) 161:2317–2323

25. Edwards IR, Aronson JK: Adverse

Drug Reactions. Definitions, Diagnosis, and Management. Lancet (2000) 356:1255–1259

26. Elste C, Adameck HE, Riemann JF: Maßnahmen zur Qualitätssicherung in der gastroenterologischen Endoskopie: Prospektive Dokumentation der letalen Komplikationen über 13 Jahre. Gesundh ökon Qual Manag (2000) 5:1–6

27. Evans RS, Pestotnik SL, Classen DC, Bass SB, Menlove RL, Gardner RM, Burke JP: Development of a computerized Adverse Drug Event monitor. Proc Annu Symp Comput Appl Med Care (1991) 5:23–27

28. Evans RS, Pestotnik SL, Classen DC, Horn SD, Bass SB, Burke JP: Preventing Adverse Drug Events in hospitalized patients. Ann Pharmacother (1994) 28:523–527

29. Field MJ, Lohr KN (eds): Committee to Advise the Public Health Service on Clinical Practice Guidelines, Institute of Medicine. Clinical Practice Guidelines, Directions of a New Program. Washington DC, National Academy Press, 1990

30. Gandhi TK, Weingart SN, Borus J, Seger AC, Peterson J, Burdick E, Seger DL, Shi K, Federico F, Leape L, Bates DW: Adverse Drug Events in Ambulatory Care. N Engl J Med (2003) 348:1556–1564

31. Gawande AA, Studdert DW, Orav EJ, Brennan TA, Zinner MJ: Risk Factors for Retained Instruments and Sponges after Surgery. N Engl J Med (2003) 348:229–235

32. Grol R, Grimshaw J: From Best Evidence to Best practice: Effective Implementation of Change in Patients' Care. Lancet (2003) 362:1225–1230

33. Hallas J, Harvald B, Gram LF, Grodum E, Brosen K, Haghfelt T, Damsbo N: Drug related hospital admissions: the role of definitions and intensity of data collection, and the possibility of prevention. J Intern Med (1990) 228:83–90

34. Hansis ML: Koordninationsdefizite als Ursache vorgeworfener Behandlungsfehler. D Ärztebl (2001) 98:1758-

35. Heimpel H: Zur Bedeutung nationaler und lokaler Leitlinien für ärztliche Entscheidungen: Erfahrungen mit 30 Jahren interner Leitlinien in der Hämatologie. Med Klin (2003) 98:226–230

36. Helios Kliniken. Geschäftsbericht 2003, Fulda 2004

37. Hellinger FJ: The effect of managed care on quality: a review of recent evidence. Arch Intern Med (1998) 158:833–841

38. Helmreich RL: On error management: lessons from aviation. Brit Med J (2000) 320:781–785

39. Holzbaur U: Management. Friedrich Kiehl Verlag, Ludwigshafen, 2001

40. JCAHO 1991: Primer on Indicator Development and Application, Joint Commission on Accreditation of Healthcare Organizations. One Renaissance Blvd, Oakbrook Terrace, Illinois 60181, 1991

41. Jencks SF, Huff ED, Cuerdon T: Change in the Quality of Care Delivered to Medicare Beneficiaries, 1998–1999 to 2000–2001. JAMA (2003) 289:305–312

42. Kahn KL, Keeler EB, Sherwood MJ, Rogers WH, Draper D, Bentow SS, Reinisch EJ, Rubenstein LV, Kosecoff J, Brook RH: Comparing outcomes of care before and after implementation of the DRG-based prospective payment system. JAMA (1990) 264:1984–1988

43. Kazandjian VA, Wood P, Lawthers J: Balancing Science and Practice in Indicator Development: The Maryland Hospital Association Quality Indicator (QI) Project Intern J Qual Health Care, (1995) 7:39–46

44. Kirch W, Shapiro F, Fölsch UR: Health Care Quality: Misdiagnosis at a University Hospital in Five Medical Eras. Autopsy-Confirmed Evaluation of 500 Cases Between 1959 and 1999/2000: A Follow-Up Study. J Public Health (2004) 12:154–161

45. Kizer KW: Establishing Health Care Performance Standards in an Era of Consumerism. JAMA (2001) 286:1213–1217

46. Koch-Weser J, Sellers EM, Zacest R: The ambiguity of adverse drug reactions. Eur J Clin Pharmacol (1997) 11:75–78

47. Kohn LT, Corrigan JM, Donaldson MS (eds): To Err Is Human. Building a Safer Health System. Committee on Quality of Health Care in America, Institute of Medicine, Washington 1999

48. Lanier DC, Rolan DM, Burstin H, Knottnerus JA: Doctor performance and public accountability. Lancet (2003) 362:1404–1408

49. Laum HD: Statut der Gutachterkommission für ärztliche Behandlungsfehler bei der Ärztekammer Nordrhein. Dr Otto Schmidt Verlag, Köln, 2000

50. Lazarou J, Pomeranz B, Corey P: Incidence of adverse drug reactions in hospitalized patients: a meta-analysis of prospective studies. JAMA (1998) 279:1200–1205

51. Leape LL, Bates DW, Cullen DJ, Cooper J, Demonaco HJ, Gallivan T, Hallisey R, Ives J, Laird N, Laffel G: Systems analysis of adverse drug events. ADE Prevention Study Group. JAMA (1995) 274:35–43

52. Lesar TS, Briceland L, Stein DS:

Factors Related to Errors in Medication Prescribing. JAMA (1997) 277:312–317

53. Localio AR, Weaver SL, Landis JR, Lawthers AG, Brennan TA, Hebert L, Sharp TJ: identifying Adverse Events Caused by Medical Care: Degree of Physician Agreement in a Retrospective Chart Review. Ann Intern Med (1996) 125:457–464

54. Marshall MN, Shekelle PG, Leatherman S, Brook RH: The Public Release of Performance Data What Do We Expect to Gain? A Review of the Evidence. JAMA (2000) 283:1866–1874

55. Massanari RM: Quality Improvement. Controlling the Risk of Adverse Events. In: Wenzel RP (Ed): Assessing Quality Health Care. Perspectives for Clinicians. Williams and Wilkins, Baltimore 1992, p 193–208

56. Miller RH, Luft HS: HMO Plan Performance Update: An Analysis of the Literature, 1997–2001. Health Aff (2002) 21:63–81

57. Nadzam DM: Development of Medication-Use Indicators by the Joint Commission on Accreditation of Healthcare Organizations. AJHP (1991) 43:1925–1929

58. Nightingale PG, Adu D, Richards NT, Peters M: Implementation of Rules Based Computerised Bedside Prescribing and Administration: Intervention Study. Brit Med J (2000) 320:730–733

59. Perry S, Eliastam M: The National Center for Health Care Technology. JAMA (1981) 245:2510–2511

60. Petersen LA, Normand SLT, Leape LL, McNeil BJ: Regionalization and the Underuse of Angiography in the Veterans Affairs Health Care System as Compared with a Fee-for-Service System. N Engl J Med (2003) 348:2209–2217

61. Pfaff H: Versorgungsforschung – Begriffsbestimmung, Gegenstand und Aufgaben. In: Pfaff H, Schrappe M, Lauterbach KW, Engelmann U, Halber M (Hrsg). Gesundheitsversorgung und Disease Management. Grundlagen und Anwendungen der Versorgungsforschung. Bern, Göttingen, Toronto, Seattle: Hans Huber, 2003:13–23

62. Pietsch-Breitfeld B, Sens B, Rais S: Begriffe und Konzepte des Qualitätsmanagements. Informatik, Biometrie und Epidemiologie in Medizin und Biologie (1996) 27:200–230

63. Pirmohamed M, James S, Meakin S, Grenn C, Scott AK, Walley TJ, Farrar K, Park BK, Breckenridge AM: Adverse drug reactions as cause of admission to hospital: prospective analysis of 18 820 patients. Brit Med J (2004) 329:15–19

64. Pouyanne P, Haramburu F, Imbs JL, Bégaud B: Admissions to Hospital Caused by Adverse Drug Reactions. Cross Sectional Incidence Study. Brit Med J (2000) 320:1036

65. Reason J: Human Error: Models and Management. Brit Med J (2000) 320: 768 – 770

66. Relman AS: The Trouble with Rationing. N Engl J Med (1990) 323:911 – 913

67. Rothschild JM, Federico FA, Gandhi TK, Kaushal P, Williams DH, Bates DW: Analysis of Medication-Related Malpractice Claims. Causes, Preventability, and Costs. Arch Intern Med (2002) 162:2414 – 2420

68. Rueden H, Gastmeier P, Daschner F, Schumacher M: Nosokomiale Infektionen in Deutschland. Epidemiologie in den alten und neuen Bundesländern. Dtsch med Wschr (1996) 121:1281 – 1287

69. Sackett DL, Rosenberg WMC, Gray JA, Haynes RB, Richardson WS: Evidence Based Medicine: What It Is and What It Isn't. Brit Med J (1996) 312:71 – 72

70. Scheppokat KD, Held K: Ergebnisse von 903 Schlichtungsverfahren in der Inneren Medizin Dtsch Med Wochenschr (2002) 127:253 – 259

71. Schoenbaum SC, Bovbjerg RR: Malpractice Reform Must Include Steps To Prevent Medical Injury. Ann Intern Med (2004) 140:51 – 53

72. Schrappe M: Leitlinien – Innovationshindernis oder Chance für das Qualitätsmanagement? Klinikarzt (2001) 30:243 – 248

73. Schrappe M: Qualitätsmanagement im Krankenhaus – Anforderungen an und Nutzen von HTA. In: Deutsche Agentur für Health Technology Assessment des Deutschen Institutes für Medizinische Dokumentation und Information (Hrsg): 4. Symposium Health Technology Assessment. Bewertung medizinischer Verfahren. 13.-14.11.2003, Krefeld, Schriftenreihe HTA, Köln, 2004, S 16 – 20

74. Schrappe M: Fehlerprävention und Sicherheitskultur im deutschen Gesundheitswesen – aktueller Stand. Vortrag auf der Tagung „Fehlervermeidung und Sicherheitskultur im Gesundheitswesen" der Berliner Ärztekammer und des AOK-Bundesverbandes, Berlin, 28.4.2004

75. Schrappe M: Qualitätstransparenz – Qualitätsmanagement und Qualität im Wettbewerb. In: Klauber J, Robra B-P, Schellschmidt H: Krankenhausreport 2004 (im Druck)

76. Schriger DL, Baraff LJ, Rogers WH, Cretin S: Implementation of clinical guidelines using a computer charting system. Effect on the initial care of

health care workers exposed to body fluids. JAMA (1997) 278:1585–1590

77. Schwartz FW, Wille E, Fischer CG, Kuhlmey A, Lauterbach KW, Rosenbrock W, Scriba PC: Sachverständigenrat für die Konzertierte Aktion im Gesundheitswesen. Bedarfsgerechtigkeit und Wirtschaftlichkeit. Gutachten 2000/2001. www.svr-gesundheits.de

78. Sens B, Fischer B: Begriffe und Konzepte des Qualitätsmanagements. Inform Biom Epidemiol Med Biol (2003) 34:1–64

79. Shojania KG, Duncan BW, McDonald KM, Wachter RM (eds): Making Health Care Safer: A Critical Analysis of Patient Safety Practices. Evidence Report/Technology Assessment No 43, AHRQ Publication No 01-E058, Rockville, July 2001

80. Sonderegger-Iseli K, Burger S, Muntwyler J, Salomon F: Diagnostic Errors in Three Medical Eras: A Necropsy Study. Lancet (2000) 355:2027–2031

81. Stobrawa FF: KTQ® – ein umfassendes Zertifizierungskonzept für Krankenhäuser. In: In: K Lauterbach, M Schrappe (Hrsg): Gesundheitsökonomie, Qualitätsmanagement und Evidence based Medicine. Schattauer, 2. Auflage, Stuttgart, 2004, 486–492

82. Taxis K, Dean B, Barber N: Hospital Drug Distribution Systems in the UK and Germany – A Study of Medication Errors. Pharm World Sci (1999) 21:25–31

83. Taxis K, Barber N: Ethnographic Study of Incidence and Severity of Intravenous Drug Errors. Brit Med J (2003) 326:684–687

84. Thomas EJ, Brennan TA: Incidence and Types of Preventable Adverse Events in Elderly Patients: Population Based Review of Medical Records. Brit Med J (2000) 320:741–774

85. Thomas EJ, Studdert DM, Burstin HR, Orav EJ, Zeena T, Williams EJ, Howard KM, Weiler PC, Brennan TA: Incidence and Types of Adverse Events and Negligent Care in Utah and Colorado. Med Care (2000) 38:261–271

86. Vincent C, Taylor-Adams S, Chapman EJ, Hewett D, Prior S, Strange P, Tizzard A: How To Investigate and Analyse Clinical Incidents: Clinical Risk Unit and Association of Litigation and Risk Management Protocol. Brit Med J (2000) 320:777–781

87. Vincent C, Neale G, Woloshynowych M: Adverse Events in British hospitals: preliminary retrospective record review. BMJ (2001) 322:517–519

88. Welsh CH, Pedot R, Anderson RJ: Use of morning report to enhance Adverse Event detection. J Gen Intern Med (1996) 11:454–460

89. Wenzel RP: Historical Perspectives. In: Wenzel RP (Ed). Assessing Quality Health Care. Perspectives for Clinicians. Williams and Wilkins Baltimore 1992 p 3 – 16

90. WHO: World Health Organization. International Drug Monitoring: The Role of the Hospital. Geneva Switzerland: World Health Organization; 1966. Technical Report Series No 425. (zit. nach Lazarou 1998)

91. Wilson J: Incident reporting. Br J Nurs (1998) 7:670 – 671

92. Wirtz V, Taxis K, Barber ND: An Observational Study of Intravenous Medication Errors in the United Kingdom and in Germany. Pharm World Scr (2003) 25:104 – 111

Sachverzeichnis

D

K